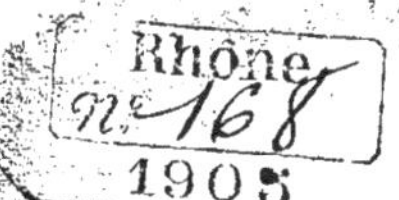

Dr F. SAILLY

Élève à l'École du Service de Santé militaire

Contribution à l'étude

de la

Perinéorraphie à étages

Myorraphie des releveurs

LYON. — IMP. A. REY

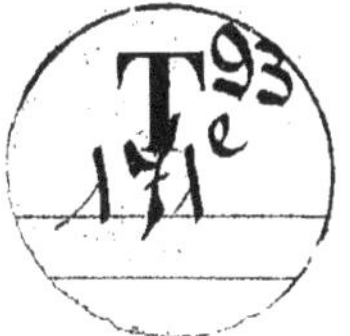

CONTRIBUTION A L'ÉTUDE

DE LA

PÉRINÉORRAPHIE

A ÉTAGES

(Myorraphie des releveurs de l'anus)

CONTRIBUTION A L'ÉTUDE

DE LA

PERINEORRAPHIE A ÉTAGES

MYORRAPHIE DES RELEVEURS DE L'ANUS

PAR

Le Dr Fernand SAILLY

Élève à l'École du Service de Santé Militaire

LYON

A. REY & Cie, IMPRIMEURS-ÉDITEURS DE L'UNIVERSITÉ

4, RUE GENTIL, 4

1905

A la douloureuse mémoire

DE MES PARENTS

A tous ceux dont l'affection
et le dévouement voulurent remplacer pour moi
les êtres chers entre tous :

A MON ONCLE

qui m'éleva avec tant d'abnégation et de patience

A MON PARRAIN

A Monsieur Edmond CHARTRON

A TOUS MES PARENTS

A Monsieur Pierre de SPECHBACH

mon meilleur ami et bienfaiteur

A Monsieur DESPLATS

A TOUS MES AMIS

A mon Président de Thèse

MONSIEUR LE PROFESSEUR ANTONIN PONCET

Professeur de Clinique chirurgicale,
Membre Correspondant de l'Académie de Médecine,
Officier de la Légion d'honneur.

A MONSIEUR LE DOCTEUR X. DELORE

Assistant de M. le Professeur Poncet

A MONSIEUR LE PROFESSEUR AGRÉGÉ TIXIER

Chirurgien des Hôpitaux

A MES MAITRES

CIVILS ET MILITAIRES

INTRODUCTION

Dans le *Lyon médical*, du 11 septembre dernier, M. le Dr Delore, assistant de M. le professeur Poncet, publiait en collaboration avec M. Jacod, interne des hôpitaux, un article sur la périnéorraphie à étages (myorraphie de releveurs de l'anus). C'est de cet article même que sont extraits le plan et le fond de notre travail.

I. Les données anatomo-physiologiques actuelles nous montrent bien le rôle prépondérant du plancher pelvien musculaire dans la statique intra-pelvienne.

II. L'historique du procédé nous éclaire sur la manière dont on l'emploie, surtout dans les prolapsus génitaux, mais aussi dans le prolapsus rectal.

III. La technique est donnée pour les cas de prolapsus génitaux.

IV. Enfin, les observations cliniques suivent, et permettent d'apprécier la valeur de la méthode.

Mais avant tout, il nous faut ici remercier. C'est avec bonheur que nous exprimons bien haut notre reconnaissance à tous ceux qui, de près ou de loin, nous ont rendu notre modeste tâche si facile.

A M. le Dr X. Delore, auquel revient la base même,

la seule raison d'être de cette thèse, et dont l'indulgence pour nous fut inlassable ; à M. le Dr Thévenot qui nous a fourni, avec tant d'amabilité, la cinquième observation lyonnaise de l'opération qui nous intéresse ici ; à M. le Dr Jacod, interne des hôpitaux ;

A M. le Dr Lenormant, prosecteur à la Faculté de Paris, et à M. le professeur agrégé P. Duval ;

A M. le Dr Coville, chirurgien de l'Hôtel-Dieu d'Orléans ; à M. le professeur agrégé Legueu.

A MM. les professeurs agrégés Nové-Josserand, Patel et Villard qui m'ont accueilli avec bonté.

Merci sincère à mon camarade Mercier, au talent duquel je dois la reproduction des deux figures de la technique.

A l'Ecole ou de plus loin, plusieurs de mes supérieurs et de mes maîtres militaires m'ont adouci par leur grande bienveillance les rigueurs d'une vie attristée. Et, de même, nombre de mes camarades, m'ont chaque jour témoigné une cordialité réconfortante. Qu'ils me permettent tous, ceux-là comme ceux-ci, de les confondre en un souvenir unique que je garderai intime, mais ineffaçable.

M. le professeur Poncet, dans le grand service chirurgical duquel il nous a été donné de préparer ce travail, nous fait le très grand honneur d'accepter la présidence de notre thèse. Qu'il daigne croire à notre très respectueuse et très profonde gratitude.

CONTRIBUTION A L'ÉTUDE

DE LA

PÉRINÉORRAPHIE

A ÉTAGES

(Myorraphie des releveurs de l'anus)

CHAPITRE PREMIER

CONSIDÉRATIONS ANATOMO-PHYSIOLOGIQUES

Rôle du muscle releveur de l'anus.

Du bas fond péritonéal à la peau, entre le cadre ostéo-ligamenteux inférieur du bassin, s'étagent des lames élastiques et contractiles, plus ou moins complètes et plus ou moins différenciées, dont la première et la plus importante de toutes est constituée par les muscles releveurs de l'anus et leurs aponévroses d'enveloppe.

Pair et symétrique, le muscle se fixe très haut, par son bord circonférentiel, sur une courbe qui vient de l'épine sciatique à la partie basse des pubis (Farabeuf) en suivant l'aponévrose obturatrice au niveau de laquelle un arc tendineux renforce le tout. Mais en avant, cette insertion n'atteint jamais la symphyse pubienne : à cet endroit, le releveur est distant de 2 centimètres au moins de son congénère. De leurs origines ostéo-aponévrotiques, les faisceaux musculaires convergent en dedans, mais surtout en arrière et en bas, pour aller s'attacher devant, sur, et derrière le rectum. Toutefois, plus des deux tiers d'entre eux (d'après Varnier) passent le long de la paroi rectale sans y adhérer et vont aboutir au raphé ano-coccygien (où ils s'entre-croisent avec les symétriques) et au coccyx lui-même. Les autres, — et ce sont des faisceaux à point de départ pubien, tout à fait antérieurs, internes et profonds par rapport aux premiers, — affectent en avant du rectum une disposition comparable à la précédente. De leurs fibres en effet, les unes vont entre le vagin et le rectum, sur le raphé recto-vaginal, comme s'entre-croiser (Farabeuf) avec celles du côté opposé. Le reste atteint la paroi rectale, s'applique à ses fibres lisses longitudinales et s'y fixe suivant une disposition fort complexe étudiée surtout par Laimer.

Vus d'en haut, les deux releveurs forment une nappe musculaire lâchement tendue du pubis au coccyx et dont les côtés se relèvent jusqu'aux ilions et aux épines sciatiques ; prolongés en arrière par les deux ischio-coccygiens, ils figurent une sorte de hamac dont le fond sagittal et médian est ostéo-fibreux derrière le rectum et fait complètement défaut du centre périnéal au sous-pubis. En arrière, le sacrum latéralement recouvert par les deux muscles pyramidaux ferme par sa concavité la poupe de la carène dont les flancs s'élèvent presque verticalement, en avant de là, avec les parois pelviennes droite et gauche que tapisse chacune un muscle obturateur.

Cadre rigide, à peu près horizontal, portant une toile

élastique et contractile plus grande que l'aire du cercle ostéo-ligamenteux, tel est, synthétiquement présenté, le lit des organes pelviens. Une importante aponévrose les y rattache et les en sépare, dont les tractus fibreux se fixent, diversement, à leur partie déclive surtout. C'est l'aponévrose pelvienne, faite des enveloppes supérieures juxtaposées de tous les muscles précédemment énumérés. Diverses formations la surmontent et, en dernière analyse, la renforcent dans son rôle de fixation des viscères.

Car il serait bien peu logique de vouloir que le rectum, la vessie et l'utérus fussent efficacement rattachés au bassin par leur corps essentiellement dilatable, dont l'augmentation de volume ne connaît d'autres limites que le bassin lui-même, ou que les parois abdominales supérieures dans certains cas. Il en est en réalité tout autrement : les trois organes y sont reliés surtout par leur partie inférieure rétrécie et par le conduit qui, pour chacun d'eux, y fait suite.

C'est principalement à propos de l'utérus que cette donnée générale est exacte.

Le corps de la matrice est susceptible de déplacements considérables : il peut sans douleurs « être élevé à mi-hauteur de l'ombilic, attiré contre la symphyse pubienne, refoulé dans la concavité sacrée » (Rieffel). Mais son col est relativement bien fixé. C'est vers lui qu'aboutissent *les condensations fibreuses* qui, situées entre le péritoine et l'aponévrose pelvienne, se rapprochent davantage de celle-ci, au point même, pour certains auteurs, de sembler en dépendre.

Leur réunion constitue une sorte de membrane

« cervico-vagino-pelvienne » à rayons de renforcement tous dirigés d'un centre commun, col et dôme vaginal, vers le cercle pelvien. Les premières vont au pubis par les faces latérales du fond de la vessie : ligaments pubo-vésicaux et vésico-utérins qui possèdent des fibres directement pubo-vaginales (Farabeuf). Les secondes (paramétrium des Allemands) enfermées dans la base des ligaments larges, gagnent les flancs du bassin avec les gaines vasculaires de Charpy (hypogastriques de Pierre Delbet). Enfin les dernières surtout méritent l'attention. Elles vont à la colonne sacrée par les faces latérales du rectum. Plus que les autres elles se rapprochent du péritoine; elles sont incluses dans les replis de Douglas. *Ligaments utéro-sacrés* des classiques, utéro-lombaires de Huguier, ligaments ronds postérieurs de Rouget, ce sont des fibres utéro-sacrées ou utéro-rectales, variables. Ce qu'il est essentiel de savoir, c'est qu'elles partent de la région cervico-vaginale et continuent en arrière et en haut la direction du vagin.

L'axe vaginal et l'axe de l'utérus ne coïncident pas : ils forment entre eux un angle de 100 à 130 degrés (Rieffel) ouvert en avant, si bien que le col par son orifice externe regarde la pointe coccygienne et touche la paroi postérieure du conduit, immédiatement voisine du rectum à ce niveau. Le corps de la matrice, à son tour courbé sur le col, ajoute à l'antéversion de l'ensemble une antéflexion notable : d'où l'antéverso-flexion physiologique de Pichevin. Ainsi, le corps utérin repose presque entièrement couché sur la face postéro-supérieure de la vessie. Ce qui le maintient dans cette position, c'est principalement le poids des anses grêles qu'il porte sur sa face postéro-supérieure. Les ligaments ronds sont habituellement trop peu tendus pour y jouer un rôle appréciable. Tout effort doit normalement exagérer cette coudure de l'axe utéro-vaginal.

Mais l'utérus est placé entre deux organes dont la capacité subit d'incessantes variations. Plus encore que le rectum et la vessie, les anses grêles sont de forme et de consistance changeantes. Sous les pressions ainsi différemment transmises l'utérus peut en un mot se redresser. Et si alors le vagin ne se laisse ni entraîner ni pénétrer par lui, c'est qu'en outre des ligaments utéro-sacrés, d'autres adhérences interviennent pour l'empêcher de glisser, d'autres relations anatomiques pour maintenir sa lumière virtuelle.

Du cul-de-sac vésico-utérin à la vulve la vessie prolongée par l'urètre, et le col utérin prolongé par le vagin forment un ensemble anatomique dont toutes les parties restent solidaires; les deux conduits évacuateurs descendent sensiblement parallèles et intimement accolés. Ils sont d'ailleurs reliés en même temps l'un et l'autre à chaque branche ischio-pubienne par une lame fibro-musculaire qui comble la lacune des releveurs en les croisant immédiatement au-dessous de leur bord libre. Cette aponévrose moyenne du périnée, comme l'appelaient les anciens, est double et renferme entre ses deux feuillets des muscles plus ou moins confondus dont le principal est le transverse profond du périnée. Sans doute, comme les adhérences à la vessie et à l'urètre, elle contribue à fixer le vagin ; mais ce n'est pas elle qui maintient accolées ses parois comme elles le sont normalement. Cet accolement n'est en somme obtenu que grâce aux fibres périnéales des releveurs, qui forment au conduit génital une sangle dans laquelle il se couche en arrière.

Au-delà de l'aponévrose moyenne et des muscles qu'elle recèle le diaphragme des releveurs n'est plus renforcé, au-devant de l'anus que par les transverses superficiels, autour même de cet orifice que par le sphincter anal.

Au dessous de l'aponévrose moyenne, annexés à l'orifice vulvaire et à son appareil érectile, sont les deux bulbo-caverneux, réunis en sphincter vulvaire, et les deux ischio-caverneux.

Vessie, utérus et rectum, tous trois appuyés l'un à l'autre, reposent sur l'infundibulum ostéo-musculaire du petit bassin ; mais pèsent de préférence sur sa partie coccy-périnéale.

Au-dessus des trois réservoirs le péritoine est jeté, s'insinue partout et les sépare plus ou moins complètement, les uns des autres, ou d'avec les parois pelviennes. Le cul-de-sac vésico-utérin n'existe guère qu'à l'état virtuel. Au contraire, l'utéro-vagino-rectal est normalement ouvert aux anses grêles qui peuvent l'envahir jusqu'aux replis utéro-sacrés.

Ce cul-de-sac de Douglas descend chez l'embryon jusqu'au centre périnéal et ne s'oblitère en partie que plus tard, par fusion inférieure des deux feuillets.

La partie de la grande séreuse qui couvre les deux faces de l'utérus se prolonge latéralement, portée par le hile tubo-ovarien, jusqu'aux parois pelviennes. Cette sorte de tente et les formations qu'elle dissimule constituent le ligament large. Or cet organe complexe, non plus que le ligament rond, ne joue de rôle appréciable dans la statistique utérine : l'utérus n'est fixé que par son col et le vagin qui y fait suite. Il n'est en somme maintenu que par le plancher pelvien qui supporte le tout.

Sans doute le péritoine est doublé de muscles lisses et de fibres élastiques, qui, accompagnant les pédicules vasculaires, contribuent à rattacher les viscères au squelette ou aux parois du cœlome par des voies plus ou moins détournées. Telle, pour la vessie, la loge atlantoïdienne de Paul Delbet ou les vestiges de cette formation. Telles les gaines hypogastriques d'où émanent le paramétrium pour l'utérus, la loge fibreuse de Jonnesco pour le rectum. Et les ligaments cervico-pelviens ne sont, en définitive, qu'une condensation de ces tissus conjonctifs qui tous concourent à soutenir les trois organes.

Mais que seraient ces moyens de suspension, sans l'aponévrose pelvienne et l'infundibulum musculaire qui la double inférieurement ?

Les releveurs associés, qui méritent ainsi d'être appelés diaphragme pelvien principal ou rectal, portent les trois viscères pelviens. Mais ils forment un plancher contractile, actif, qui lutte non seulement contre la pesanteur mais aussi contre les pressions abdominales intermittentes, répondant par une contraction à chaque contraction combinée de la presse ventrale et du diaphragme thoracique dont ils sont les antagonistes directs dans l'effort.

Etant connues l'origine supérieure fixe de ces rele-

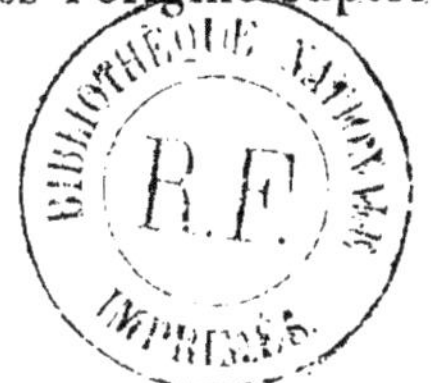

veurs et leur attache inférieure étendue du coccyx au périnée, on devine immédiatement leur action commune, synergiquement exercée du centre périnéal au coccyx. Le nom de releveur coccy-périnéal, de Farabeuf, s'impose. En dehors de toute contraction, les deux muscles maintiennent la ligne coccy-périnéale, l'empêchent de s'affaisser par leur tonus permanent. Mais là ne se borne pas leur rôle.

Du centre périnéal au pubis, le bord interne de chaque releveur est libre. Il fait suite à la face supérieure, très inclinée de haut en bas et de dehors en dedans. Il est surtout formé de faisceaux pubo-périnéaux et pubo-rectaux, en dehors desquels se trouvent les faisceaux plus forts qui, doublant le tout, vont passer derrière le rectum sans s'y insérer. Un interstice où cheminent quelques filets nerveux affirme cette dualité anatomique du muscle (Rieffef) dont la fonction est également double. On sait en effet que la majeure partie des fibres des releveurs forment au rectum, libre dans leur concavité, une sangle qui en se contractant le comprime. Tandis que les autres, insérées du centre périnéal à l'anus, l'attirent en haut et en avant et peut-être dilatent son orifice.

Or celles-ci, fait de toute première importance, se comportent avec le vagin comme les premières avec le rectum : elles forment au conduit génital, libre lui aussi dans leur concavité, une véritable sangle, un véritable constricteur (Revillout) qu'on devrait appeler, dit Folet (de Lille), *le releveur du vagin*. L'action du releveur vaginal s'exerce surtout sur la paroi postérieure qu'il applique contre l'antérieure, l'y maintenant constamment accolée par son tonus. Mais il agit aussi, par ses bords libres, sur les parois latérales du conduit.

En faisant abstraction des insertions préanales, on peut schématiquement comprendre le trajet ano-rectal dans la fente qui sépare les releveurs. Ainsi, leurs bords libres interceptent une boutonnière médiane sagittale, large en arrière des pubis de 25 à 30 millimètres (pouvant normalement atteindre 4 centimètres au niveau du vagin), et longue de plus de 6 centimètres. Quelles que soient d'ailleurs ses dimensions exactes, on se fait dès lors une idée de l'énorme dilatation qu'il lui faudra subir au moment de l'expulsion fœtale.

D'arrière en avant cette fente est donc perpendiculairement traversée par le canal anal, le vagin et l'urètre. En somme, il y a là comme un sphincter supérieur, dont les sphincters terminaux, anal et vulvaire, ne sont que le complément. Cette anse contractile puissante embrasse pour ainsi dire dans une large étreinte commune et tend à rapprocher du plan résistant du pubis, comme pour les y serrer d'un même coup, les trois conduits solidairement groupés ; mais son action prédomine sur le rectum et le vagin. C'est le bord inférieur du releveur contracté qu'on prenait autrefois, dans le toucher rectal, pour le bord supérieur du sphincter de l'anus (Morestin). C'est encore lui qui sans doute cause le vaginisme supérieur (Budin, Revillout), qui résiste ou s'oppose entièrement au toucher, qui au besoin trahit les sensations de la femme (Farabeuf.)

Mais l'action complexe du releveur sur le périnée, l'anus et le vagin ne va pas sans retentir sur le rectum, l'utérus et la vessie. Pour ce qui est du rectum, inutile d'y insister ; mais l'utérus et la vessie eux-mêmes participent à un certain degré à cette élévation en masse : la vessie, pour mieux se vider, sans doute, par soulèvement de son bas-fond ; l'utérus, pour mieux subir les pressions postéro-supérieures et se coucher encore plus en avant, pendant l'effort, alors que, sous lui, le canal vaginal se ferme davantage.

L'intervention active du releveur mise à part, une autre disposition importante semble en effet favoriser la résistance périnéale. Dans leur descente vers la peau, ni le canal anal, ni le vagin ne continuent la direction des organes qu'ils terminent. L'utérus est oblique en bas et en arrière, et le vagin descend très incliné en avant, presque horizontal à son extrémité vulvaire. Ce fait est bien connu. Mais d'autre part : l'ampoule rectale s'élève verticalement au-dessus du plancher pelvien ou s'incline plus ou moins vers la concavité sacrée ; et le canal anal, lui, se dirige en bas et en arrière vers la peau. D'ailleurs celui-ci, comme le conduit génital, reste pour ainsi dire virtuel normalement. L'obliquité de leur trajet, comme l'accolement des parois qui en supprime la lumière, explique bien comment le périnée qu'ils traversent peut lutter contre les pressions supérieures et, par le rapprochement complexe de ses lames musculaires, jouer un rôle si capital dans la statique intra-pelvienne.

Il faut en somme donner à la paroi inférieure du petit bassin une signification anatomo-physiologique analogue à celle des autres parois abdominales : comme dans celles-ci, l'élément noble, fondamental, y est figuré par le tissu musculaire étalé en muscles larges, mais traversé de voies herniaires considérables.

Insuffisance périnéale.

Au reste, ici comme partout, l'étude anatomo-physiologique des organes se complète volontiers par la connaissance de leur statique pathologique.

Tout un cortège d'infirmités et de symptômes relève des atteintes portées au périnée dans son ensemble, aux releveurs en particulier. Ce complexus de troubles fonctionnels et de phénomènes douloureux répond en définitive à des modifications du mécanisme de l'effort, à une rupture de l'équilibre abdominal suivie d'abaissements viscéraux. On peut déjà en augurer que le relâchement des releveurs y joue le plus grand rôle. Leur sangle est alors, en effet toujours, soit trophiquement atteinte, soit traumatiquement lésée.

D'ailleurs la physiologie de celle-ci ne peut mieux s'éclairer que par une étude résumée de la pathogénie des prolapsus, indiquant surtout de quelles lésions musculaires ces affections peuvent être la résultante.

Du côté de la grande paroi ventrale, toute faiblesse, congénitale ou acquise, ne se trahit, en fin de compte, que par l'issue vers les téguments du péritoine distendu par une partie de son contenu : par la hernie. De même le prolapsus, véritable éventration pelvienne (Guénard), hernie à cette différence près que le péritoine y suit les organes au lieu de les précéder, n'est aussi que la manifestation finale d'une insuffisance plus ou moins ancienne du périnée.

Et, remonte-t-on aux causes lointaines de ces deux sortes d'infirmités, qu'on les trouve souvent identiques. C'est à savoir : les maladies antérieures, une condition sociale précaire, une profession pénible, une prédisposition familiale aux ptoses des différents viscères ; ou « le lymphatisme, ce synonyme banal de toutes les faiblesses » (Richelot). Si l'on ajoute à cette énumération les paralysies, on voit que toutes les causes de dépression organique peuvent être invoquées; mais, dans toutes ces conditions de dégénérescence des tissus, n'est-il pas à remarquer que l'élément musculaire, essentiellement fragile, doit être particulièrement frappé? L'action néfaste qu'exercent également sur tout muscle l'inflammation ou la congestion prolongée, est connue de tous. Or, bien des congestions pelviennes (Aran) se retrouvent à l'origine des prolapsus. Ainsi, des excès génésiques (Lehr); des calculs vésicaux (Lenormant), des infections locales ou des tumeurs (de Sinéty). Il est vrai, que deux de ces dernières causes étaient compliquées d'un autre élément, la pesanteur. Enfin, le point de départ le plus fréquent des abaissements viscéraux, la multiparité, qu'est-elle autre chose en pathologie générale qu'une série d'épreuves, où la congestion et le ramollissement se combinent pour anéantir la résistance des muscles? L'observation des causes immédiates, banales, rapproche encore le prolapsus de la hernie : tous deux se produisent souvent à l'occasion d'un effort brusque ou effectué dans de mauvaises conditions de statique, ou à l'occasion d'efforts répétés. Ils peuvent survenir enfin à la suite d'un traumatisme, portant atteinte à la continuité de la paroi.

L'Accouchement, traumatisme physiologique, par les lésions dont il frappe le plus souvent les releveurs, prouve mieux leur action normale que tous les raisonnements possibles.

Sous la poussée du mobile fœtal, l'infundibulum pelvien musculaire exagère considérablement sa profondeur. Les releveurs étalés et amincis coiffent la tête de l'enfant qui les entraîne, tant que l'occiput ne s'est pas fixé au sous-pubis et défléchi. Des ruptures microscopiques doivent évidemment se produire dans l'épaisseur du muscle distendu à l'extrême. Elles nuiront à son involution post-puerpérale. Mais c'est l'insertion périnéale commune de la sangle qui a le plus à souffrir. Elle est presque infailliblement disjointe. Quant aux muscles transverses du périnée sous-jacent, ils ne peuvent guère sortir indemnes d'une pareille poussée. Si donc les téguments résistent parfois, il n'y en a pas moins toujours rupture interstitielle de muscles ou de faisceaux de muscles. Pour peu que l'accoucheur néglige de soutenir les tissus maternels et surtout laisse la déflexion se faire trop vite ou trop tôt, les ruptures s'exagèrent et la déchirure de la peau et des muqueuses se consomme : leur éclatement n'est qu'un épiphénomène.

« Par suite de l'écartement des parties déchirées de la musculature, il résulte un affaissement plus ou moins latent du périnée, du vagin et de tout le plancher pelvien, en général.

Malheureusement, en pratique, on ne fait point attention à ces lésions sous-cutanées et, s'il n'y a pas de signes extérieurs, on se dit, de bonne foi « tout va bien ». Pour la santé des femmes, ces déchirures sous-cutanées sont des plus défavorables, car, dans la plupart des cas, on ne fait pas de tentative de réunion des fibres séparées. Que de fois on a l'occasion de voir le prolapsus de l'utérus ou du vagin sans la moindre déchirure extérieure. Mais, en examinant le périnée, on peut voir qu'il est aminci au plus haut degré et qu'il est réduit à une plicature de la peau, sans aucune trace de muscles ». De Ott : *Revue de gynécologie et de chirurgie abdominale*, 1897, I, p. 779.

Si l'accouchement normal est souvent tant préjudiciable à la musculature périnéale, que dire de l'accouchement tant soit peu laborieux ou mal surveillé ! Il est inutile d'insister sur les déchirures anfractueuses alors observées : elles sont la ruine anatomique et fonctionnelle du périnée, si le chirurgien n'intervient pas au plus vite pour les réparer.

Voilà donc résumées les causes d'insuffisance pariétale. Ce sont, au plancher pelvien comme partout, toutes les dystrophies des muscles et toutes leurs lésions anatomiques ; celles-ci relevant principalement de l'accouchement.

Quand, pour une cause quelconque, la paroi inférieure du petit bassin faiblit et, pendant que s'établit le prolapsus, on observe assez souvent un ensemble complexe de phénomènes douloureux, de troubles vagues. Sensations de pesanteur, de gêne, irradiées à tout l'abdomen inférieur ; mais surtout, inaptitude à tout effort. Le caractère des malades en peut même, dès l'abord, être troublé : la dépression morale vient avec la perte de l'énergie physique. Il peut y avoir des troubles appréciables de la défécation, des fonctions génésiques, de la miction. Les signes physiques sont les suivants. Le périnée est abaissé dans son ensemble. Il est mou, facilement dépressible à la main. Il bombe, dans la toux et dans l'effort traduisant, par de fortes excursions de même sens, chaque descente un peu brusque du diaphragme thoraco-abdominal. L'équilibre des forces abdominales est rompu.

Mais c'est au niveau de l'espace inter-vagino-rectal que se trahissent le mieux les lésions anatomiques du plancher pelvien. Le périnée est alors aminci, se laisse distendre par le doigt qui l'accroche. Si on l'étale, on le voit transparent. Mais il n'est pas uniquement réduit dans son épaisseur ; sa longueur inter-ano-vulvaire est le plus souvent très diminuée : le *toucher bidigital de Shene* le montre bien.

En fin de compte, les muscles traumatiquement lésés ou trophiquement atteints se relâchent. Ils ne remplissent plus ou remplissent mal leur rôle de soutien. Et, comme nous ne tarderons pas à le voir en étudiant l'évolution des divers prolapsus, « le périnée détruit, tout croûle » (Bouilly). Ces mots résument la pathologie chirurgicale du plancher pelvien.

Hâtons-nous d'ajouter que les notions anatomiques rappelées ci-dessus indiquent à ces troubles un remède simple et souvent définitif. Parmi les couches musculaires disjointes ou évanouies partiellement, on en trouve toujours une qui a résisté mieux que les autres. Cette lame sur laquelle on se base en règle générale pour reconstituer une paroi abdominale, c'est dans notre région, le diaphragme pelvien principal lui-même. Car, la plupart du temps, quand on tente la reconstitution du périnée, les plans inférieurs n'existent plus, ou ne se montrent qu'à l'état de masses celluleuses incertaines. Le releveur seul est encore capable de fournir en dimensions, en consistance et en solidité l'étoffe d'un corps périnéal physiologique. D'autre part, sa myorraphie doit avoir pour effet de fortifier ce large point faible, la fente des releveurs, alors anormalement élargie ; de restituer aux trajets herniaires que sont en somme le canal anal et le vagin leur obliquité normale respective. Dans son ensemble, l'infundibulum musculaire ne se trouve-t-il pas diminué de profondeur? Ses fibres récupérant un point d'appui synergique solide pourraient se contracter plus efficacement. En somme, la hernie serait maintenue et le rectum, l'utérus et la vessie, mieux soutenus par un plancher plus fort et plus utilement contractile, verraient disparaître plus ou moins leurs troubles fonctionnels.

Mais ce ne sont là que des espérances, des desiderata fournis par les données de statique anatomo-pathologique.

Dans quelles mesures peuvent-ils être comblés par la périnéorraphie à étages avec myorraphie des releveurs? C'est une question à laquelle doivent répondre plus ou moins bien : 1° l'historique du procédé ; 2° la description de sa technique opératoire ; 3° enfin, surtout, les observations cliniques.

CHAPITRE II

HISTORIQUE

GENÈSE ET EMPLOI DU PROCÉDÉ :
1° DANS LA CURE CHIRURGICALE DES PROLAPSUS GÉNITAUX ;
2° DANS CELLE DU PROLAPSUS RECTAL.

Ce qui trahit en définive la faillite du plancher pelvien, c'est, avons-nous dit, le prolapsus. Or, la « périnéorraphie à étages, avec myorraphie des releveurs », vise en somme la reconstitution anatomique de cette paroi. Sans préjudice d'opérations concomitantes, dont elle n'est souvent qu'un temps (complémentaire ou fondamental selon les cas), elle doit donc s'appliquer à la cure chirurgicale de ces hernies particulières dans chacune de leurs deux formes principales. On la voit, en effet, depuis quelque temps, employée tant dans le traitement sanglant du prolapsus rectal qu'en celui des prolapsus génitaux ; et son histoire est, à l'heure actuelle, inséparable de celle de l'une et l'autre de ces ptoses, en ce qui concerne tout au moins les tentatives opératoires faites pour les guérir. En étudiant, d'abord et surtout, depuis quand et comment on l'emploie dans les cas de prolapsus génitaux, depuis quand et comment on l'emploie dans les cas de prolapsus rectal, il est indispensable de dire quelques mots du mécanisme pathogénique qu'elle combat et des procédés qu'elle prétend remplacer ou parfaire.

Prolapsus génitaux.

Donc, quand le diaphragme des releveurs, pour une cause quelconque, se relâche, quand les muscles ont faibli, le périnée s'abaisse. Sans doute, par une rétroversion bien explicable dans cet abaissement général du périnée, l'utérus peut se redresser plus ou moins sur le dôme vaginal et le pénétrer alors lentement par son col. Mais ce sont avant tout les modifications survenues du côté du vagin qui amènent le prolapsus génital lequel débute ordinairement par le bas. Mal soutenues par un corps périnéal en grande partie annihilé, privées en outre de la sangle immédiate des releveurs, les parois vaginales cessent d'être accolées. La postérieure tombe en arrière, tendant à devenir verticale, et s'éloignant de l'antérieure par le bas. Ainsi le vagin s'ouvre et le trajet herniaire, en somme, devient direct. « Les parois vaginales, quand elles ne sont plus soutenues, bridées, gouvernées par le releveur et ses aponévroses, se relâchent, deviennent inertes et laissent se creuser au centre du bassin un vaste puits anfractueux au-dessus duquel se balance l'utérus maintenu seulement par ses ligaments..... Les prolapsus ainsi préparés ne tardent pas à se produire ; les parois vaginales entraînées par leur propre poids se présentent les premières à la vulve incapable souvent de leur résister. Sous l'action de la pression abdominale, l'utérus tiraillé déjà au niveau de son col s'engage dans la voie qui lui est ouverte et ne tarde pas à descendre à son tour. Les ligaments faiblissent et s'allongent, les dernières résistances sont vaincues, la vulve est bientôt franchie et le prolapsus génital total est enfin constitué » (Folet). Mais, au cours de la descente, plusieurs phénomènes importants se sont produits ou ont pu se produire.

Le col utérin, retenu plus ou moins par ses ligaments, souvent « s'étire et s'hypertrophie ». Et, d'autre part, les parois vaginales en se déroulant ont entraîné en partie la vessie et souvent le rectum. La cystocèle, constante mais plus ou moins prononcée, s'explique bien par les adhérences à la vessie de la paroi cervico-vaginale antérieure qui n'est elle-même plus soutenue par le plancher périnéo-vulvaire.

De la paroi rectale qui prend part à la rectocèle, on ne peut pas toujours dire si elle a provoqué ou suivi la chute du vagin. Mais son exubérance habituelle (due le plus souvent à la coprostase et aux efforts de défécation) d'une part, et, d'autre part, la suppression au moins partielle de son appui antérieur, font qu'elle est naturellement sollicitée de tomber ainsi en avant.

Le mécanisme si bien décrit par Folet et qui ne laisse aucun doute sur le rôle des lésions musculaires, est aussi celui que l'on observe le plus souvent en pratique. Nous n'en voulons pour preuve que l'avis prépondérant de Bouilly, longuement exposé au Congrès de Chirurgie de 1896 et confirmé dans la thèse de son élève Guénard (Paris, 1903). Cliniquement, les femmes sujettes aux prolapsus génitaux sont celles qui présentent « un orifice vulvo-vaginal agrandi, un corps périnéal détruit ou atonique ». Et Richelot, dont la compétence est également bien connue, ne comprend « pas du tout la descente primitive de la matrice avec intégrité du périnée; toujours la descente est progressive, par insuffisance du plancher pelvien ou à cause de la mollesse des tissus ».

Quelle que soit donc la nature du prolapsus qui, sans doute, n'est d'ailleurs jamais univoque, une intervention ayant pour but principal la consolidation du plancher contractile est généralement indispensable. Bien plus (Delore et Jacod), les opérations « dont le but est de suspendre le corps utérin ne sont que complémentaires ». A ce propos, nous ne pouvons mieux faire que de citer Bouilly textuellement : « Restaurer et relever le périnée et, du même coup, rétrécir l'orifice vulvo-vaginal, rétrécir et consolider les parois vaginales, soutenir l'utérus en bonne place et l'empêcher de descendre, telles sont les données générales du problème à résoudre. Contre la cystocèle et le prolapsus du tiers antérieur de la paroi vaginale supérieure, premier terme ordinaire des lésions, la restauration du corps périnéal s'impose et souvent elle suffit, soit seule, soit associée à une colporraphie postérieure peu étendue. L'opération d'Emmet, de Lawson Tait, de Doléris, représente les procédés opératoires de choix. Toute opération qui refera et relèvera le corps périnéal, qui rétrécira l'entrée du vagin et rétablira le contact entre les parois vaginales antérieure et postérieure remplira utilement l'indication. Nous ne pouvons guère comprendre l'utilité d'une colporraphie antérieure isolée, le prolapsus vaginal antérieur ne se produisant pour ainsi dire jamais sans la défectuosité du périnée et de la paroi vaginale postérieure. A plus forte raison, nous ne citons que pour mémoire et pour les rejeter au chapitre de l'historique les opérations anciennes d'épisiorraphie, qui ne font que masquer pour un temps plus ou moins long les véritables lésions auxquelles elles ne s'adressent pas. A un degré plus avancé, dans lequel la paroi vaginale antérieure fait hernie au dehors de la vulve, soit d'une façon constante, soit au moindre effort, et où l'utérus a subi une certaine descente qui amène le col à 4 ou 5 centimètres de l'orifice vulvaire, sans agrandissement notable de ses cavités et dans l'attitude plus ou moins prononcée de la rétro-déviation, l'opération type, fondamentale, trouve sa meilleure indication. La colpo-périnéorraphie est l'opération de choix, souvent précédée de la colporraphie antérieure. »

Or, s'il était nécessaire de formuler une indication de la périnéorraphie à étages avec myorraphie des releveurs, nous ne pourrions mieux faire que ne l'a fait Bouilly en donnant si magistralement celle de la colpo-périnéorraphie postérieure. Mais, envisageons celle-ci dans sa technique opératoire et dans son mode d'action dans l'évolution ultérieure. Le procédé de Simon, simplifié par Hégar et adopté actuellement par Bouilly et tant d'autres « avec modification plus ou moins personnelle » est le suivant : Décollement et excision plus ou moins large d'un triangle vaginal postérieur, à pointe vaginale en haut, à base périnéale plus ou moins étendue en bas. Mais l'excision n'est rien, ce sont les sutures et leur mode de pénétration dans les tissus qui font tout. Ce qui agit, « ce n'est pas seulement, dit encore Bouilly, le rapprochement des bords de la muqueuse vaginale avivée, c'est le tassement et le froncement des tissus profonds sous-jacents par l'introduction de sutures qui chargent profondément ces tissus d'un côté à l'autre, les rapprochent de la ligne médiane dont ils sont éloignés, et font avec les éléments dissociés du releveur de l'anus, du fascia et du tissu cellulaire, un plan résistant et épais, et transforment la cloison recto-vaginale devenue uniquement bi-muqueuse en une cloison condensée et tonique ». En somme, le plancher pelvien musculaire est plus ou moins intéressé dans la colpo-périnéorraphie ; et qui, dès maintenant, ne reconnaîtrait dans le geste opératoire ainsi décrit, celui même de saisir à l'aveugle les bords des releveurs et de les coapter plus ou moins, au hasard des sutures.

Il serait oiseux de passer en revue à ce propos les divers procédés qui se rapprochent de celui d'Hégar-Simon. Il ne nous importe guère non plus de connaître ceux qui se proposent d'atteindre le même but par des moyens différents. Pour tous les gynécologues avec Bouilly, chaque fois en somme qu'il s'agit de reconstituer le plancher vagino-périnéal, la colpo-périnéorraphie postérieure reste l'opération la meilleure. Avant de voir en quoi le procédé à étages avec myorraphie des releveurs perfectionne la méthode, disons quelques mots des *périnéorraphies* qui visent aux mêmes effets, avec ce fait déjà fort appréciable qu'elles entament le moins possible le vagin bacillifère. « Il semble que la tendance actuelle dans ces sortes d'opérations soit d'aviver de plus en plus haut, dans l'espace inter-recto-vaginal, avant de suturer. Le procédé d'Emmet, réservé aux grandes déchirures, consiste en un avivement large selon un dièdre à arête antéro-postérieure profonde et à faces triangulaires dont la base est superficielle ; la suture se fait par un adossement en bloc qui ferme la plaie sur une ligne sagittale. La paroi vaginale postérieure peut être ainsi légèrement propulsée en bas et en avant. Le résultat est avant tout plastique. Doléris, lui, incise transversalement suivant la courbe cutanéo-muqueuse postérieure de la vulve, dédouble suivant une hauteur assez réduite, et, tendant la plaie d'arrière en avant, la réunit en une suture antéro-postérieure qui allonge le périnée inter-ano-vulvaire. Ce n'est encore en somme qu'un procédé surtout esthétique : la forme normale est restituée ; mais les tissus n'ont pas d'appui si les fils ne se sont heureusement égarés dans les masses musculaires. Celles-ci, haut situées, leur échappent le plus souvent. Lawson-Tait, précédé peut-être dans cette voie par Laroyenne (voir thèse de Fabre inspirée par Condamin, Lyon 1895), donne en 1887 la technique de la vraie périnéorraphie par dédoublement. Après une incision en H, trop connue pour qu'on y insiste, la cloison recto-vaginale est dédoublée profondément. La plaie forme un entonnoir malléable qu'un artifice chirurgical très simple réduit par suture à une fente sagittale médiane : sans jamais intéresser les muqueuses, les fils vont, en anse, du périnée à la profondeur et contournent les surfaces cruentées en revenant vers la peau par un trajet symétrique. Frank applique systématiquement au traitement du prolapsus génital la dissection postérieure du vagin qu'il pousse jusqu'au Douglas, et suture, en plissant le conduit. FIRNING cherche aussi à provoquer des adhérences « entre le vagin disséqué et les parties voisines. » PÉAN passe à l'aveugle des fils profonds qui ont le même but. Enfin POZZI (th. de Boissier, Paris 1901) modifie le procédé de Lawson-Tait comme il suit. Pour effectuer le dédoublement en plus de sûreté, il introduit (comme le préconise Doyen dès 1898) un doigt ganté dans le rectum et se guide sur lui. La ligne d'incision cutanée est tendue sous quatre angles équidistants et la plaie, pyramidale, très profonde, est suturée au catgut, qui passe de droite à gauche et de haut en bas sous forme de surjets superposés. De même, Clado, chef des travaux gynécologiques de Duplay, traite les périnées atrophiés au moyen d'une périnéorraphie par dédoublement profond bien décrite dans la th. de Buisson (Paris 1900). Comme Pozzi, Condamin (Lyon, th. de Fradier 1902) applique cette méthode à la reconstitution du périnée dans les périnéorraphies tardives. Mais il serait trop long de passer en revue tous les procédés dérivés du Lawson-Tait et qu'on a employés avec tant de succès dans des buts multiples : traitement des déchirures anciennes, des prolapsus génitaux, de l'insuffisance périnéale en un mot. C'est encore ainsi que Quénu, Sœnger, A. Guérin, Legueu, Condamin (th. de Fabre, Lyon 1897), etc., ont guéri tant de fistules recto-vaginales. Mais passons. Il est bien évident que mieux encore que Lawson-Tait, Frank, Péan, mais surtout Pozzi, Clado, Quénu, Condamin Sœnger et Legueu, etc., n'ont dû leurs succès qu'à une solide reconstitution de la cloison recto-vaginale et du périnée. Mais cela ne peut-il surtout s'expliquer par le fait en somme bien probable, inévitable presque, que, mainte fois, leurs fils ont pu, comme les fils à point de départ vaginal de la colpo-périnéorraphie, atteindre les releveurs et les rapprocher plus ou moins fortement par leurs bords ?

En résumé, toutes les périnéorraphies reposent sur un même principe : « Ramasser largement tous les tissus fibreux et surtout musculaires environnants en les rapprochant au moyen d'un seul plan de sutures passées avec une longue aiguille d'Emmet. C'est là le véritable défaut du procédé qui donne cependant tant de succès. En effet, parfois les sutures portent sur du tissu exclusivement fibreux ; le noyau cicatriciel se laisse distendre à la longue et il en résulte une récidive. Il semble donc préférable de voir les tissus musculaires avant de les suturer. » (Delore et Jacod, *Lyon Médical*, 11 septembre 1904).

Avant donc de chercher à voir les tissus musculaires, les gynécologues ont voulu les suturer à l'aveugle. Mais alors même, il ne semble pas toujours qu'ils aient eu en vue surtout les releveurs. En 1895, Condamin écrit dans la *Province médicale*. « Dans la périnéorraphie tardive comme dans la périnéorraphie immédiate, ce qu'il faut avant tout chercher, c'est la reconstitution de la sangle musculaire qui s'étend entre les deux ischions et qui est interposée entre le vagin et le rectum. » La même formule se retrouve dans la thèse de Lamand, inspirée par Folet. Or, on sait que les muscles transverses du périnée, évidemment visés par ces auteurs, n'ont qu'une importance bien secondaire : on a pu les supprimer sans que dans la suite il se produisît de prolapsus (cas de Delbet). D'ailleurs, leur déchirure ne se comprend guère sans lésion concomitante de la commissure des releveurs, et cette lésion est tout.

Au Congrès de chirurgie de Paris, en 1896, Folet et Colle signalent bien l'importance de cette lésion. Mais ils n'indiquent pas de procédé particulier pour y remédier. Ce procédé, Goubaroff (de Dorpat) le décrit la même année (mai 1896, *Annales de gynécologie).* Convaincu du faible rôle des ligaments utérins dont il compare la grande extensibilité à celle des mésentères, il rapporte presque toute la fixation de l'utérus au plancher pelvien et à l'aponévrose pelvienne. Il fait, de plus, la remarque que les ouvertures de ce plancher n'ont pas de bord aponévrotique comme en possèdent les trajets herniaires abdominaux. Dans les prolapsus, on ne sent plus la contraction vaginale du releveur : même quand le conduit ne l'a pas encore franchi, *le muscle ne se contracte plus utilement.* Goubaroff remédie à cet état de choses (soit chaque fois que la colpopérinéorraphie d'Hégar, pour les anciens gynécologues est indiquée), de la manière suivante : Il « divise transversalement les restes du périnée d'après le procédé de L. Tait (Doléris si vous voulez) et tâche, en disséquant le lambeau vaginal, de pénétrer latéralement dans la profondeur jusqu'à la surface inférieure du releveur. Connaissant la profondeur où se trouve cette surface, on peut bien, en suturant la plaie, comprendre dans les sutures profondes les bords du releveur ainsi que les aponévroses qui le recouvrent. En serrant de pareilles sutures on attire vers le plan médian les bords internes des deux releveurs... Cela a pour effet que le plancher pelvien s'aplatit et, si on réussit à bien introduire ces sutures profondes on peut voir que *la plaie périnéale et la peau du périnée sont attirées en haut* ». Goubaroff pratique de plus une excision vaginale postérieure et cherche aussi à fermer « l'anneau herniaire » en avant par une colporraphie antérieure à sutures profondes.

Au cours de ce L. Tait modifié, il faut, dit-il, faire un « plus grand effort » pour serrer les fils. « En réunissant les feuillets situés en arrière de l'utérus et en relevant et consolidant la partie du plancher pelvien postérieure à cet organe, on obtient un plan incliné... qui doit empêcher la descente de l'utérus dans le cul-de-sac de Douglas, qui, lui-même, doit remonter, repoussé qu'il est par la partie postérieure du plancher pelvien ».

Or, comme le dit si bien le Dr Delore, « aller à la recherche des releveurs, suturer ceux-ci sous le contrôle de la vue constitue un procédé plus anatomique que de les prendre un peu à l'aveugle et, souvent imparfaitement ». C'est encore à l'étranger que l'on voit pour la première fois ce procédé « à ciel ouvert » décrit et employé avec succès.

Ziegenspeck, de Munich, paraît être le premier chirurgien qui ait ainsi, systématiquement, pratiqué la myorraphie des releveurs. Depuis 1887, il avait, d'ailleurs, publié plusieurs travaux sur la pathogénie et le mécanisme des prolapsus génitaux, insistant chaque fois sur l'importance, dans la production de ces affections, de l'*élargissement anormal de la fente des releveurs*. Mais ce n'est qu'en 1899 qu'il publie les résultats d'une opération basée sur ces données anatomiques. La technique en est décrite par son auteur (après communication au Congrès des naturalistes et médecins allemands à Munich, le 20 septembre 1899), dans le *Centrablatt für Gynækologie*, (14 octobre 1899). La voici dans ses lignes principales : Incision courbe aux limites de la peau et de la muqueuse vulvaire postérieure ; dédoublement inter-recto-vaginal ; incision verticale de la muqueuse vaginale décollée, formant un T avec la première incision ; suture des deux lèvres de la plaie vaginale, ramassées par les fils en un volumineux bourrelet saillant à l'intérieur du vagin (procédé Simpon-Sœnger). Jusqu'ici rien de bien nouveau. L'auteur n'a pratiqué qu'une colporraphie à la manière d'Hégar. Mais c'est au second temps de l'intervention, pendant l'acte de la périnéorraphie, qu'apparaît le côté personnel de la méthode. « Déjà, pendant le dédoublement de la cloison recto-vaginale, dit Ziegenspeck, on peut voir le repli tendineux saillant formé par chaque muscle releveur à quelques centimètres en dehors de la vulve ; en les tendant avec les doigts, on peut exagérer leur relief ». Et leur myorraphie seule donne au procédé une nouvelle signification. Elle est pratiquée isolément, au moyen de deux points de catgut fort. La périnéorraphie est achevée, comme d'ordinaire, par adossement suivant une ligne antéro-postérieure. Le catgut employé ne doit pas être trop rapidement résorbable. Ziegenspeck en pose trois ou quatre points sans se préoccuper de les étager régulièrement. Au besoin, il renforce le tout d'un fil d'argent qui traverse « toute la plaie du plancher pelvien », mais respecte la peau.

On ne peut faire à cette technique que deux objections: elle expose à l'infection, comme tous les procédés à incision vaginale étendue. Or la réunion immédiate est ici, plus encore que partout ailleurs, une condition primordiale de réussite. En second lieu, les muscles ne sont coaptés par leur bord qu'au moyen seulement de deux catguts. On conçoit qu'un effort violent exécuté par la malade puisse suffire à les disjoindre. C'est ce qui se produisit chez une des opérées de Ziegenspeck: des vomissements répétés firent lâcher la suture. Et, fait curieux, qui a presque la valeur d'une expérience, le prolapsus se reproduisit, bien que la suture vaginale ait tenu. Aussi, Ziegenspeck « de plus en plus convaincu que *ce n'est pas en définitive le vagin, mais la sangle du releveur qui est trop large* » est-il prêt à renoncer dès lors à l'incision vaginale postérieure qu'il réduit déjà notablement. Inutile d'ajouter, que la plupart du temps l'opération se complète par une colporraphie antérieure. Les autres cas de Ziegenspeck donnaient tous, dès 1899, d'excellents résultats.

En Allemagne également, Küstner qui pratiquait jusque là la cure des prolapsus génitaux par la colpopérinéorraphie antérieure et postérieure, adopte la méthode de Ziegenspeck et la préconise, dans l'édition de 1901, de son *Kurzes Lehrbuch der Gynœcologie*. Mais comme son compatriote, il fait une excision vaginale étendue.

Il n'en est habituellement pas de même en France où

l'on vise, avant tout, à ne pas mettre la plaie périnéale en communication avec le vagin. Plusieurs chirurgiens français pratiquent en effet la suture méthodique des releveurs depuis nombre d'années, mais ils laissent leur procédé sous silence. C'est ainsi que Ricard, au Congrès de Chirurgie de Paris, en 1896, dissuade Pierre Delbet de faire à ce sujet une communication, considérant ce temps opératoire comme « de pratique courante » et ne pouvant imaginer qu'il fût inédit. Ce n'est donc qu'en 1902, à propos des travaux de G. Marchant sur le traitement des prolapsus rectaux que les premières publications françaises sur la myorraphie des releveurs dans le traitement des prolapsus génitaux font leur appparition. Le 30 juillet 1902, à une séance de la Société de Chirurgie de Paris, Henri Hartmann, Pierre Delbet et Potherat, répondant à la communication de Gérard Marchant, affirment tous les trois qu'ils pratiquent systématiquement depuis plusieurs années la suture des releveurs, au cours de la périnéorraphie, dans la cure des prolapsus génitaux. Mais ce n'est que le 19 novembre suivant que Delbet communique à la même assemblée les quatre premières observations de malades ainsi traitées et guéries. La question semble alors pour ainsi dire être à l'ordre du jour, puisque, dans la même semaine (le 22 novembre) Pierre Duval et R. Proust, répondant à une lacune de tous les manuels opératoires, publient dans la *Presse Médicale* une « Technique » de cette myorraphie. Et, à cette occasion, Pierre Duval relate deux cas opérés par lui de la sorte. Avec les observations publiées en 1904 par Coville (dans *Les Annales médico-chirurgicales du Centre* du 27 mars), et par MM. Delore et Jacod (dans le *Lyon-Médical* du 11 septembre), ces faits constituent actuellement en France toute l'histoire écrite de la suture systématique des releveurs, dans les cas de prolapsus génitaux tout au moins. Mais, on s'en rend facilement compte, la méthode n'est pas nouvelle entièrement ; elle ne l'est que par les descriptions plus claires qu'on en donne et par son emploi mieux raisonné. Bien des chirurgiens ont dû y avoir recours dès longtemps, qui, comme Delbet, Hartmann et Potherat, passaient leur procédé sous silence, tant ils le trouvaient sans doute logique et ne comportant aucun effort de démonstration. Quoi qu'il en soit, PIERRE DELBET le premier donne une technique de ce qu'il appelle la « *périnéorraphie par interposition* ».

Incision avec des ciseaux courbes et pointus suivant le limbe cutanéo-muqueux arrivant en avant à 2 centimètres du méat urinaire.

Dissection de la partie moyenne :

On rencontre un noyau cicatriciel plus ou moins épais, qui remonte plus ou moins haut ; des fibres musculaires qui appartiennent au rectum, mais qui adhèrent au vagin : il faut soigneusement les détacher de la paroi vaginale. Cela fait, on tombe dans un espace lamelleux d'apparence séreuse parfois, et où le doigt pénètre aisément pour séparer le rectum du vagin. En un instant, on remonte jusqu'au cul-de-sac péritonéal. Ce cul-de-sac, Delbet l'ouvre parfois, lorsqu'il descend très bas, ce qui est fréquent dans les vieux prolapsus. En créant ainsi des adhérences, « on diminue les chances de glissement. Si l'on ne veut pas l'ouvrir, il faut, lorsqu'il descend très bas, le refouler en haut ».

Cette recherche du Douglas, poussée suivant un décollement qui remonte jusqu'au niveau du col utérin, est de toute importance pour Delbet. Elle constitue un premier temps opératoire. Le Douglas atteint et refoulé avec ou sans incision, le chirurgien passe au second temps de l'opération. Dirigeant l'exploration sur les parties latérales, vers l'aponévrose de l'obturateur interne, il découvre les fibres du releveur qu'il *reconnaît toujours facilement à leur direction*. Puis, la suture. Le premier fil, placé aussi haut que possible sur les releveurs, ne peut ordinairement pas être mené d'un seul coup d'aiguille d'un muscle à l'autre et les rapprocher immédiatement. Il faut, — *tant les deux releveurs sont éloignés l'un de l'autre dans les vieilles déchirures*, — passer le catgut en deux fois. « Lorsqu'on serre ce fil, dit l'auteur, les deux releveurs, sans qu'il se fasse de solution de continuité du côté de l'aponévrose obturatrice, se tendent comme un rideau qui s'interpose entre le vagin et le rectum... L'interposition de ce rideau tendu est très saisissante. On sent, on voit qu'on a constitué une sangle efficace ». Deux autres fils, antérieurs au précédent, complètent la myorraphie de Delbet. L'opération se termine comme toute périnéorraphie : sutures perdues, au catgut, pour ramasser le reste des tissus ; suture de la peau au fil d'argent. Delbet a fait la remarque que dans certains périnées particulièrement atrophiés, il y avait avantage à pratiquer les sutures perdues au fil d'argent, lequel constitue une sorte de squelette de soutien à la région. Le procédé peut s'appliquer aux ruptures incomplètes, aux ruptures complètes, aux fistules recto-vaginales. Legueu communique à la Société de Chirurgie de Paris, le 15 juillet 1903, un bel exemple de fistule recto-vaginale guérie par l'emploi de cette technique. Mais, dans la cure du prolapsus génital, l'opération (qu'il est, bien entendu, souvent utile de compléter par une amputation du col et presque toujours par une colporraphie antérieure) laisse un desideratum : la muqueuse vaginale exubérante s'affronte mal à la peau au niveau de la fourchette. Il faut, le plus souvent, en réséquer un lambeau transversal, après quoi l'affrontement parfait n'est encore pas toujours possible.

Duval et Proust ont indiqué le moyen de remédier par une colpo-pexie fort simple à cette imperfection. Une seule malade de Delbet, sur cinq opérées, avait, en 1902, une récidive de son prolapsus. Et, jusqu'à cette époque, du moins, les autres résultats de cet auteur sont très satisfaisants. Il en est actuellement de même pour ceux de Pierre Duval qui pratiqua six fois la myorraphie des releveurs pour prolapsus génital. Il est à regretter qu'en général les malades guéries ne répondent plus aux convocations des chirurgiens qui ne peuvent ainsi longtemps suivre les bons effets de leur intervention. Tous les faits qui appartiennent aux deux auteurs précédents sont relatés au chapitre des observations, avec les quatre cas de M. Delore et le cas de M. Coville (d'Orléans). En y joignant deux observations inédites ce sont là groupés, les seul cas qui nous soient bien connus. Toutefois, qu'on nous permette de citer à ce sujet l'opinion que M. le professeur agrégé Legueu a bien voulu nous communiquer : il pratique

« systématiquement la myorraphie des releveurs dans les prolapsus et a remarqué que le périnée qui fait suite à ces restaurations est meilleur et plus physiologique, ce qui, dit-il, ne saurait étonner, puisqu'il est plus anatomique. C'est là, à son avis, l'avantage de la myorraphie qui n'est nouvelle que dans la manière méthodique, suivant laquelle elle est aujourd'hui recommandée en pratique. Elle augmente encore l'épaisseur de la paroi postérieure ; elle raccourcit et fortifie l'élément de suspension. A tous ces points de vue, elle doit donner de bons résultats. Sont-ils meilleurs que ceux de la périnéorraphie ? M. Legueu le pense, mais il ne saurait, ajoute-t-il, le prouver encore. Sur ses anciennes malades ainsi opérées, il n'y a point encore de récidives, ce qui, pour lui, ne veut rien dire. Mais la bande des releveurs est ferme, solide, prête à l'effort. Et cela permet de penser que les malades ayant été suturées des releveurs sont — à égalité de prolapsus — moins aptes à la récidive que les autres ». Bien mieux que nous ne pourrions le faire, ces lignes résument l'état actuel de la question.

Pourtant de grands gynécologues continuent à employer les anciennes méthodes et s'en trouvent bien. Et cependant Bouilly n'affirme-t-il pas que « toute opération... dans laquelle l'intervention ne vise que la paroi muqueuse vaginale, ne tend pas à ramasser et à relever les élément musculaires dissociés du vagin et du périnée est à l'avance frappée de stérilité » ? Sans doute la grande expérience et l'habileté opératoire des maîtres peut leur permettre d'agir plus vite et avec presque autant de sécurité sans y regarder d'aussi près que les autres. Richelot n'a « jamais eu l'idée de baptiser les tissus qu'il traverse ». Il « ignore les releveurs » et pourtant son aiguille les charge et les rapproche, ses résultats sont bons. Nous croyons savoir qu'à Lyon, M. Auguste Pollosson fait de même, avec autant de succès. On ne peut que convenir de la vérité de ces faits. « Il est certain que la périnéorraphie à étages, avec myorraphie des releveurs de l'anus, n'est qu'un perfectionnement opératoire......

« Il est cependant des cas où, dans les procédés classiques, des récidives se sont rapidement produites ; ce sont justement ceux où l'opérateur a mal réuni le tissu musculaire. Pourquoi dès lors ne pas voir ce qu'on suture ? » (Delore et Jacod, *Lyon médical*, 11 septembre 1904). « En somme, la myorraphie des releveurs est un complément de la périnéorraphie destiné à se généraliser. »

Emploi du procédé dans les prolapsus rectaux

Mais il nous a paru intéressant, indispensable même, de rappeler en quelques mots l'histoire de la myorraphie des releveurs appliquée au traitement des prolapsus du rectum. N'est-ce point en effet à propos du traitement de cette affection qu'il a été pour la première fois question en France de la suture méthodique des releveurs? Et qu'y a-t-il d'étonnant que le procédé s'emploie dans ce cas, comme dans celui du prolapsus génital? Pour les deux ptoses, la pathogénie est la même et ne fait plus de doute depuis les travaux de Gérard Marchant, de Lenormant et de Duval.

Quand le plancher pelvien est relâché, le périnée abaissé, le Douglas peut s'éloigner anormalement du promontoire. Son bas-fond, parfois congénitalement exagéré (défaut de fusion inférieure des deux feuillets péritonéaux qui, chez l'embryon, descendent jusqu'au plancher pelvien) peut se laisser envahir par l'intestin, qu'arrêtent d'ordinaire les replis de Douglas (Rieffel). Le plus souvent, c'est la paroi rectale antérieure elle-même qui se déprime sous le poids des anses intestinales supérieures et fait hernie dans la lumière même du rectum. Pour Ludloff, c'est cette hernie périnéale qui constitue toujours le premier temps du prolapsus rectal total. Au reste, le relâchement du diaphragme des releveurs, accompagné souvent d'une atonie concomitante du sphincter anal (qui n'est en somme que la partie inférieure individualisée de ces muscles), ce relâchement seul explique en partie le prolapsus. On comprend que la paroi rectale, fonctionnellement privée de sa sangle habituelle, se laisse distendre par son contenu ou déprimer par les pressions avoisinantes: elle devient lâche, exubérante, d'autant mieux prête au prolapsus que le canal anal est élargi, réduit en hauteur à une simple boutonnière et devenu vertical, d'oblique en arrière qu'il était. Le rectum peut donc glisser presque librement au dehors.

Le prolapsus rectal relève donc avant tout d'une insuffisance périnéale. Cette pathogénie est bien établie par la thèse si documentée de Lenormant et par ses travaux ultérieurs. Cliniquement, ce qui frappe chez les malades atteints de prolapsus rectal, « c'est l'insuffisance du périnée : l'allongement, l'amincissement, l'atrophie des muscles périnéaux, en particulier des releveurs et du sphincter externe, sont notés dans les trois seules autopsies publiées (Cruveilhier, Gross, Duret et Vallin). A l'examen clinique, presque tous les malades ont un anus infundibuliforme, dans lequel toute la main pénètre sans effort ; leur périnée bombe dès qu'ils poussent ; le doigt ne sent plus de canal anal et pénètre immédiatement dans l'ampoule ; il n'est plus serré par la réaction des muscles.

L'insuffisance du périnée a le même rôle capital dans la pathogénie du prolapsus rectal que dans celle du prolapsus génital : elle explique l'association fréquente de ces deux ptoses, leur développement sous l'influence des mêmes conditions étiologiques (ruptures du périnée). Lenormant, *Revue de chirurgie*, 10 mai 1904. Indépendamment du prolapsus coli invaginati qu'il faut traiter par la colopexie, les prolapsus rectaux relèvent tous plus ou moins d'opérations périnéales. Et l'historique de ces interventions les montre évoluant d'une manière identique à celles pratiquées dans la même région pour prolapsus génitaux.

Au début, les chirurgiens ne cherchent à remédier qu'aux manifestations de l'insuffisance périnéale les plus évidentes : c'est l'excision anale cunéiforme de Dieffenbach ; la recto-périnéorraphie de Duret, comparable aux colpo-périnéorraphies, de même que le procédé de Schwartz. Puis Simpson (d'Edimbourg) décolle la paroi rectale antérieure et suture les faces cruentées par un procédé comparable au Lawson-Tait. Enfin, Napalkoff, de Moscou, qui paraît, d'ailleurs, ignorer les travaux de Ziegenspech, propose de reconstituer le plancher pelvien par une myorraphie préanale des releveurs qu'il exécute sur le cadavre (Communication au Congrès des chirurgiens russes de de Moscou, 1900). LENORMANT répète l'opération à l'École pratique de Paris et, convaincu de son efficacité et de sa facilité d'exécution, il est le premier à la pratiquer sur le vivant, le 24 juin 1902, sur une malade que Gérard Marchant présente à la Société de chirurgie, le 30 juillet suivant. Autant qu'on puisse le savoir, cette malade n'a pas eu depuis de récidive. Un second cas de prolapsus rectal (après trois interventions diverses infructueuses) est guéri par le même auteur au moyen de la myorraphie ; mais le malade (Communication particulière de M. Lenormant) meurt accidentellement quatre mois après (9 février 1903). Avec le cas opéré, toujours heureusement, par P. DUVAL, et publié en collaboration avec LENORMANT *(Revue de chirurgie*, 10 mai 1904) ces faits de myorraphie des releveurs dans la cure du prolapsus rectal sont les seuls que nous connaissions actuellement.

Les succès en partie dus à la myorraphie s'expliquent bien si l'on réfléchit que la suture ainsi faite, non seulement rétrécit la sangle rectale, mais de plus *rend au trajet ano-rectal, son tonus et son obliquité* (opinions bien affirmées par P. Delbet, puis Lenormant et Duval). Il est bien évident que le procédé s'emploie chez l'homme avec les mêmes avantages.

D'ailleurs, dans le traitement sanglant du prolapsus du rectum, moins encore que dans celui des prolapsus génitaux, la suture des releveurs ne suffit pas. Elle ne constitue qu'un temps opératoire important, complétant admirablement une opération qui porte sur le viscère lui-même pour rétrécir ses parois exubérantes et les fixer supérieurement.

En tout cas, il nous suffisait de montrer comment la pathogénie commune des prolapsus rectaux et génitaux explique l'évolution historique parallèle des opérations périnéales qui visent à maintenir réduites ces sortes de hernies ; et combien, la myorraphie des releveurs est logique, aussi bien dans un cas que dans l'autre.

Mais il nous est interdit d'oublier que la base même de notré travail repose sur des observations de prolapsus génitaux et, partant, c'est la technique applicable surtout à ces cas que nous devons donner.

CHAPITRE III

TECHNIQUE

Périnée chirurgical.

Avant de pratiquer une périnéotomie il est indispensable de bien connaître l'espace intervagino-rectal. Du coude rectal à la peau, le canal anal et le vagin divergent à mesure qu'ils descendent. L'espace triangulaire ainsi délimité, transversalement prolongé vers les ischions, et renfermant surtout des muscles superficiels assez complexes, constituent ce que les chirurgiens appellent le périnée proprement dit. Ce périnée chirurgical n'est donc qu'une minime partie du tout formé par le plancher pelvien ou périnée des anatomistes, lequel comprend toutes les parties molles qui contribuent à fermer en bas le petit bassin.

Quoi qu'il en soit, un raphé ano-vulvaire médian constitue pour ainsi dire la clef du périnée chirurgical. C'est le septum, le noyau fibreux, le centre tendineux périnéal. Parti du bout inférieur du rectum et renflé en son milieu, il gagne la paroi vaginale postérieure en bas, quand elle est déjà presque horizontale. Vers ce centre aponévrotique convergent, de toutes parts, les fibres des muscles environnants dont il n'est en somme que le point de rencontre extrêmement compliqué. Il reçoit, en effet, par en haut les rares fibres préanales des releveurs avec la bandelette recto-vaginale ou muscle prérectal de Henle (fibres lisses émanées, vers la paroi vaginale postérieure, de la couche longitudinale du rectum). Par son bord postérieur le transverse profond lui adhère et, par leur extrémité centrale, le deux transverses superficiels viennent s'insérer sur lui. Enfin, il est complété par les fibres extrêmes des sphincters anal et vulvaire (bulbo-caverneux) qui s'entrecroisent à son niveau. Ce sont tous ces muscles réunis qui forment le prisme triangulaire inter-recto-vaginal qu'on sent bien par les touchers combinés, et que l'on nomme le corps périnéal. Dans les périnéorraphies secondaires ou tardives, sur les périnées atrophiés, le scapel ne rencontre plus au point de convergence de ces muscles qu'un noyau cicatriciel plus ou moins épais. En général, on s'inquiète peu de les épargner. Pourtant, Lenormant, dans la périnéorraphie pour prolapsus rectal, afin d'être plus sûr d'éviter les bulbes du vagin fait passer l'incision immédiatement derrière les transverses superficiels, sur la ligne biischiatique. Le transverse profond rase, par son bord postérieur, la paroi antérieure du rectum.

Les vaisseaux et nerfs de la région (vaisseaux et nerf périnéaux superficiels principalement) sont des branches sans grande importance des vaisseaux et nerfs honteux internes et, comme ils s'éloignent peu à ce niveau de leur origine, c'est vers les extrémités de l'incision, à l'abri près des ischions, qu'on les rencontre surtout. Seules, les veines prérectales, toujours variqueuses et dilatées, peuvent donner une hémorragie inquiétante.

Au-dessus du corps périnéal, la bandelette recto-vaginale une fois sectionnée, on ne rencontre plus d'adhérences notables entre le rectum et le vagin. Ils ne sont plus séparés que par des tissus lamelleux, reste du Douglas embryonnaire qui s'étend jusqu'au bas fond du cul-de-sac chez l'adulte, jusqu'au col utérin.

Au niveau du centre périnéal, les fibres des releveurs viennent descendre jusque vers l'anus, en embrassant les parois vaginales. Mais sur l'opéré, l'insertion périnéale est le plus souvent détruite et atrophiée. Les viscères ont subi un abaissement plus ou moins prononcé et parfois les bords libres des muscles, qui ne contiennent alors presque plus que des fibres à destination rétro-rectale, sont comme remontés et *rejetés latéralement* vers le creux ischio-rectal. C'est en disséquant cet espace jusqu'à son extrémité antérieure, au niveau du transverse profond qu'on réussit à isoler les releveurs. Si atrophiés qu'ils soient, on finit par les trouver pour les rapprocher sur la ligne médiane dans toute la distance qui sépare le rectum du vagin. Et (l'observation de M. Coville le démontre bien) dans les cas même où le muscle est réduit à l'extrême, l'expérience a prouvé que ce rapprochement est des plus salutaires au maintien du prolapsus et au bon fonctionnement viscéral.

Nous nous en voudrions de ne pas signaler ici, en passant que la myorraphie des releveurs a été également tentée en avant du vagin. MM. Delanglade (de Marseille) et Coville (d'Orléans) ont ainsi traité des cystocèles vaginales — le premier deux fois, le second une fois — par rapprochement médian du bord libre des releveurs entre le vagin et l'urètre. L'opération est assez laborieuse, mais paraît donner de bons résultats. Ils ont d'ailleurs été précédés dans cette voie par Goubaroff qui, lui, pratiquait cette myorraphie antérieure sans mettre à nu le releveur, comme nous l'avons vu précédemment. Mais de plus longues considérations nous entraîneraient en dehors de notre sujet.

Technique de la myorraphie des releveurs de l'anus au cours des périnéorraphies.

Le manuel opératoire employé par M. Delore sur ses quatre opérés est très simple. Nous ne pourrions mieux faire que de reproduire textuellement la description qu'il en donne en collaboration avec M. Jacod, interne des hôpitaux *(Lyon médical*, 11 septembre 1904).

« 1° L'incision cutanée, à concavité antérieure, est menée parallèle à la fourchette et aux bords latéraux de la vulve ; c'est l'incision de L.-Tait-Doléris pour la périnéorraphie par dédoublement ;

2° Après avoir coupé le point commun d'insertion des deux sphincters, on poursuit ce dédoublement *en suivant de près la paroi vaginale postérieure ;* on évite ainsi la blessure du rectum ;

3° On arrive à l'espace décollable vagino-rectal, au fond duquel on voit le péritoine du Douglas ; de chaque côté, on aperçoit et on sent très nettement les bords tendus des releveurs de l'anus. On peut suturer directement les bords des releveurs. On peut aussi suturer d'abord les faces internes entre elles, puis les bords libres en second lieu, on obtient ainsi *par interposition* une masse sagittale plus épaisse. Les points, au nombre de trois ou quatre, sont séparés, faits avec du catgut fort. Lorsqu'il y a déchirure du sphincter anal, il est facile de réunir, au moyen de fils spéciaux, les deux bouts antérieurs de ce sphincter ;

4° Par-dessus ce plan profond, on rétablit le plan périnéal superficiel par une suture au fil d'argent, *en évitant de laisser des espaces morts.* Il suffit de suivre la même technique que dans le dédoublement de Lawson-Tait-Doléris.

5° Enfin la paroi vaginale ayant toujours trop d'étoffe et se plissant, on en résèque la portion exubérante ; puis on suture les deux lèvres de la ligne d'incision : on tend ainsi à nouveau la muqueuse qui s'était déroulée.

Cette technique diffère peu de celle de Delbet ; elle est à peu près la même que celle de P. Duval et R. Proust.

Si on analyse un peu la méthode, on ne voit en somme, que les points suivants à signaler particulièrement.

L'*incision* est « une incision de périnéorraphie par dédoublement » mais prolongée jusqu'au « sillon périnéo-crural », « élargie pour faciliter l'abord des releveurs et permettre la complète mobilisation du vagin. »

Découverte des bords inférieurs des releveurs. — « La peau coupée à fond, on incise le raphé ano-vulvaire et le corps périnéal, de manière à permettre à la vulve et à l'anus de s'écarter l'un de l'autre.

« Puis on se reporte dans les extrémités latérales de l'incision, sectionnant assez en dehors pour éviter les bulbes de la vulve, assez profondément pour prendre contact avec les releveurs.

« A ce moment l'aide, faisant de la rétropulsion de l'anus avec une pince, fait saillir les bords inférieurs de ces releveurs comme deux cordes. La dissection les suit et les accompagne jusqu'au point où ils s'engagent sous le diaphragme uro-génital, sous les arcades périnéales : c'est là le point d'élection pour commencer leur isolement méthodique.

« La dissection antéro-postérieure de leurs bords inférieurs isole sur la ligne médiane une formation horizontale qui n'est autre que la bandelette recto-vaginale. » (Extrait de la Technique de P. Duval et R. Proust, *Presse Médicale*, 22 novembre 1902.)

Pénétration dans l'espace décollable. — La section de cette bandelette est un temps difficile de l'opération, mais il n'y a pas lieu, pour mieux guider la dissection, d'introduire un doigt dans le rectum, comme le conseille Pozzi en pareil cas. Cette manœuvre prive le chirurgien de l'aide immédiate de son autre main. Et l'asepsie n'en peut que souffrir. Il suffit de faire la section « au ras de la paroi vaginale ». La bandelette sectionnée, on pénètre dans « l'espace décollable, à parois lisses blanches, comme recouvertes d'une séreuse ». Si l'on n'obtient pas alors cet aspect, c'est qu'on est en train de cliver la paroi rectale, il faut reporter le bistouri plus en avant. Au fond de cet espace décollable, on aperçoit le péritoine du Douglas « sous la forme d'un bourrelet transversal, blanc, saillant ». On doit à ce moment sentir à travers la paroi vaginale la lèvre antérieure du col utérin.

Tous ces détails sont empruntés à la technique de P. Duval et R. Proust ; mais il y a dans le manuel opératoire de ces auteurs un temps qu'il faut citer, étant donné son importance, sans en retrancher un seul mot.

Suture des releveurs par leur face interne et colpopexie concomitante. — « La suture des releveurs doit porter sur leurs faces internes, de façon à refermer la boutonnière musculaire qui enserre le vagin ; mais le plan de myorraphie, destiné à propulser la paroi vaginale postérieure, doit être oblique en bas et en avant. Une technique spéciale pour le placement des fils permet de réaliser cette obliquité. Une pince à dissection éverse le bord inférieur du releveur, et présente ainsi la face interne du muscle (fig. 1). Le premier point doit être placé aussi profondément que possible, à hauteur du Douglas qu'on refoule s'il est trop proéminent.

L'aiguille courbe charge la face interne du muscle et largement. Elle passe ensuite *dans la paroi vaginale;* mais comme nous avons vu la nécessité d'une vaginopexie avec ascension du canal vaginal, le fil passe dans la paroi génitale non pas à la même hauteur que dans le muscle, mais plus bas. Cette distance sera proportionnelle au degré de prolapsus vaginal. L'aide réduit ce prolapsus et montre ainsi de combien il faut remonter le vagin. Le fil repasse alors dans la face interne du releveur opposé, il décrit le trajet en U que montre la figure 1. Le fil n'est pas noué immédiatement. Trois ou quatre fils sont ainsi placés *pour la myorraphie* et *la vagino-pexie*. Ils sont de plus en plus superficiels. Leur

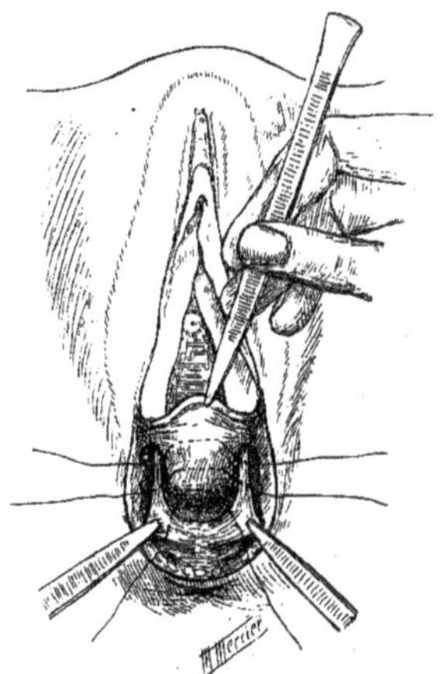

FIG. 1. — Vagino-pexie ; les fils, en passant d'un releveur à l'autre, prennent le vagin par l'arrière.
(Reproduction des deux dernières figures de la technique de Proust et Duval.)

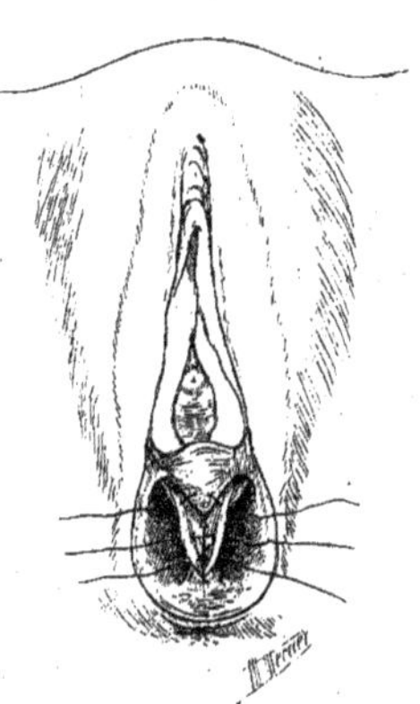

FIG. 2. — La vagino-pexie est effectuée. On suture les bords inférieurs.

traversée musculaire se rapproche de plus en plus du bord inférieur du muscle, et le dernier point passe dans ce bord même pour comprendre le vagin à la limite de la vulve. Les trois fils sont alors noués en commençant par le supérieur et, grâce à leur disposition en escalier, l'obliquité de la paroi vaginale est entièrement rétablie ». On suture ensuite les bords libres des muscles (fig. 2).

L'idée de les suturer par leurs faces internes semble bien appartenir ainsi que celle de la vagino-pexie concomitante aux deux auteurs que nous citons. Delbet se contentait de placer son premier fil haut et profondément. Sur ses opérés de prolapsus rectal, Lenormant prend seulement une grande épaisseur aux bords du muscle. Enfin Napalkoff fronçait le muscle antéro-postérieurement au moyen d'anses de fil passées à distance dans deux plans sagittaux parallèles. Il est aisé de se rendre compte que ces fils, étant donné la direction des fibres, avaient surtout pour résultat de dissocier celles-ci.

Pour ce qui est du Douglas, s'il est trop abaissé on peut l'inciser, comme le fait Delbet, pour provoquer des adhérences ; ou bien le traiter comme un sac herniaire, l'exciser après ligature. M. Delore se propose de le faire s'il en a l'ocasion. Il semble, en effet, que l'abaissement de ce cul-de-sac soit une amorce à tous les prolapsus : dans un cas relaté par Lenormant, Bardenheuer dut faire une laparotomie pour exclure, par suture, de la cavité péritonéale générale, cette énorme poche, remplie d'anses grêles.

Ce qu'il faut bien remarquer, c'est que dans tous les

cas, l'intervention reste rigoureusement extra-viscérale, ce qui est une de ses meilleures garanties de succès. On met en effet presque autant de soin à ne pas entamer la paroi vaginale qu'à respecter la paroi du rectum. C'est pourquoi la technique employée par Duval et Proust, par Lenormant, par Delore, doit être, comme celle de Delbet d'ailleurs, préférée de beaucoup à celles de Ziegenspeck et de Küstner. Ici, une incision vaginale postérieure qui ouvre tous les plans sous-jacents, déjà traumatisés, aux sécrétions qui descendent de l'utérus et du vagin vecteurs de germes qui ne demandent qu'à éclore. Là, au contraire, une simple résection inférieure, insignifiante, parfois même évitable, qui est d'ailleurs à la partie la plus déclive du champ opératoire. Il n'y a point à hésiter sur le choix du procédé. C'est pourquoi les cas de Ziegenspeck doivent moins nous intéresser; étant peu compatibles avec une réunion par première intention, ils doivent être compromis souvent dans leurs résultats. Quatre observations publiées dans la thèse de Pradel (Bordeaux, 1903) le prouvent bien. Les malades opérées par Vénot, qui fait la myorraphie à travers une large incision vaginale triangulaire, ont suppuré toutes les quatre.

En somme, la myorraphie des releveurs (par voie périnéale) doit répondre aux désidérata suivants :

1° Refouler le bas-fond du Douglas.

2° Reconstituer au-dessous de lui un noyau musculaire suffisant, tout en rendant au vagin la sangle qui le maintient fermé (« le releveur vaginal » de Folet); refaire en un mot les deux étages du périnée, le supérieur surtout.

3° Au besoin, remonter le vagin et le fixer en position haute.

Tout cela en s'entourant du maximum possible de chances de réunion immédiate, c'est-à-dire en restant strictement en dehors du rectum surtout, du vagin en second lieu. La suppuration doit-être ici redoutée presque autant que dans les cures radicales de hernies. La suppression de tous les espaces morts, en évitant la production de suffusions sanguines, contribue également au bon succès de l'opération.

Suites opératoires. — Habituellement tout se passe le plus simplement du monde. « Au septième jour, les fils superficiels sont enlevés et l'opérée peut se lever un peu au quinzième jour. Lorsque, à ce moment, on fait le toucher vaginal, la femme debout, on perçoit une cloison très épaisse; le coin périnéal est reformé ; le vagin est devenu horizontal, on le sent comme refoulé par une sangle très forte. Bien plus, et c'est ce qui fait le mérite de l'opération, cette sangle est contractile, contractile justement dans l'effort abdominal. Lorsqu'on fait tousser la femme, on sent les releveurs durcir sous le doigt ; ce nouveau périnée possède la force de la contraction musculaire au moment précis où il doit résister » (Delore et Jacod.)

CHAPITRE IV

OBSERVATIONS

Observation I

(Publiée par M. le Dr X. Delore, assistant de M. le professeur Poncet en collaboration avec M. Jacod, interne des hôpitaux (*Lyon-Méd.*, 11 sept. 1904.)

Déchirure complète du périnée. — Prolapsus utéro-vaginal consécutif. — Périnéorraphie avec myorraphie des releveurs.

Mme O..., trente-six ans, fut atteinte de déchirure complète du périnée à la suite d'accouchement, survenu il y a six ans. Une grossesse et un accouchement normaux depuis cette époque. Cette femme se plaint de douleurs lombaires.

Aussitôt après un travail même léger, elle a des pertes blanches abondantes; ses règles sont normales.

Enfin, elle ne peut retenir ses matières et accuse une incontinence anale fréquente, même lorsque ces matières sont solides. La miction est difficile et exige des efforts disproportionnés.

A l'examen, on remarque l'absence complète du périnée, représenté seulement par un bord cicatriciel tranchant, sur lequel se confondent les muqueuses vaginale et rectale. On constate même un notable prolapsus de la muqueuse rectale surtout en avant. Par la vulve largement béante apparaissent trois saillies, l'une antérieure, cystocèle ; l'autre postérieure, rectocèle; la troisième, moyenne, le col utérin légèrement ulcéré et affleurant l'orifice vulvo-vaginal. Les touchers vaginal et rectal combinés démontrent l'absence du corps périnéal; mais on sent latéralement les deux bouts du sphincter déchiré formant deux noyaux à 3 centimètres environ de la ligne médiane.

Le 31 mars 1904, M. le professeur Poncet, assisté de M. Delore, pratique une périnéorraphie.

Le premier temps consiste dans le dédoublement de la cloison prolongé très haut au contact du Douglas. Dans un second temps on pratique un surjet médian au catgut reconstituant en haut la paroi vaginale et en bas la paroi du rectum. Le troisième temps est représenté par un rapprochement des deux bouts du sphincter au moyen de deux forts catguts. En quatrième lieu on rapproche les deux releveurs l'un de l'autre; leurs bords tendus et bien apparents, *séparés l'un de l'autre par deux bons travers de doigt*, sont maintenus au contact sur la ligne médiane, par trois points de catgut en U.

En haut et en bas, les anses de fil prennent vagin et rectum et adossent ainsi tous les tissus sans aucun espace mort.

L'opération est terminée par la pose de trois fils métalliques doubles qui traversant la peau, tous les plans superficiels du côté gauche, ressortent à droite, après avoir traversé tous les plans superficiels de ce côté. Ces fils sont maintenus, de chaque côté, par des tampons de gaze.

L'opération a duré un quart d'heure environ.

Les suites opératoires furent simples. Les sécrétions vaginales produisirent une bien légère suppuration; la guérison était cependant complète un mois après. Depuis lors, l'incontinence a disparu, ainsi que les douleurs.

Le travail n'est plus pénible et l'opérée est entièrement satisfaite du résultat. On ne trouve plus aucune trace de prolapsus. Le périnée est épais, se tend pendant les efforts : le vagin semble reposer sur une sorte de berceau résistant et doué de contractilité.

C'est un résultat parfait.

Observation II *(loc. cit.*, mêmes auteurs.)

Prolapsus utéro-vaginal avec cystocèle.
Périnéorraphie à étages.

Mme P.., quarante-cinq ans, a eu six enfants. Pour le dernier accouchement, elle se lève au troisième jour et il se produit rapidement un prolapsus génital. Elle se plaint de tiraillements dans le ventre et dans les lombes. Ses mictions sont très fréquentes, toutes les heures au moins; elles ne sont pas douloureuses et les urines sont restées claires, elle souffre d'une constipation opiniâtre.

C'est lorsque la malade veut uriner et pousse que le prolapsus se produit au maximum.

Le vessie globuleuse refoule la paroi vaginale hors de la vulve et forme une tumeur de la grosseur d'une orange; l'urètre se trouve ainsi coudé. La peau n'est pas ulcérée ni infiltrée à ce niveau.

Quand on pratique le toucher vaginal, la malade debout, on sent également que le col utérin est au niveau de la vulve, largement béante. On perçoit également que la paroi vaginale postérieure est prolabée, entraînant le rectum. Les culs-de-sac n'existent plus. Quand on fait le toucher vaginal et rectal, on trouve une cloison peu épaisse et un coin périnéal mou, non résistant.

La malade couchée, on peut refouler le prolapsus : on sent par le palper et le toucher que l'utérus est excessivement mobile, en rétroversion ordinaire.

Opération le 13 mai 1904 (M. Delore). Elytrorraphie antérieure, à forme elliptique avec suture longitudinale, qui réduit le prolapsus vésical et redresse la rétroversion.

Périnéorraphie postérieure par dédoublement de L. Tait, poussée très loin sur le côté et sur le milieu : suture hémostatique sur la gaine rectale (catgut en surjet), suture des bords internes des releveurs avec trois catguts forts, séparés.

Sutures cutanéo-aponévrotiques au fil métallique en ne laissant aucun espace mort, après avoir réséqué la portion exubérante de la muqueuse vaginale.

28 mai. — Les suites ont été très simples. Réunion par première intention. Lorsqu'on examine la malade debout, on sent que le périnée est très résistant, musculaire ; il se contracte dans les efforts de toux, puisque ce sont les deux releveurs suturés qui le forment en partie.

Observation III

(*Loc. cit.*, mêmes auteurs.)

Déchirure incomplète du périnée. Prolapsus génital consécutif. Périnéorraphie à étages.

Mme J..., trente-huit ans, a eu deux accouchements normaux. Le troisième, il y a vingt mois, a été très pénible ; le périnée s'est déchiré sur une grande étendue et n'a pas été suturé.

Elle entre à Sainte-Anne pour un prolapsus génital développé peu à peu depuis lors. Elle se plaint de douleurs lombaires et surtout de douleurs rectales, avec sensation continuelle de corps étranger rectal. Quelques mois après son accouchement, on lui a placé un pessaire, qu'elle garde encore, mais qui n'a pas empêché l'extension du prolapsus.

Celui-ci, à l'examen de la femme debout, porte surtout sur la paroi vaginale postérieure. Elle fait hernie à la vulve ; celle-ci est largement ouverte. Par le toucher vaginal, on sent que le cul-de-sac postérieur n'existe plus ; le doigt arrive sur le col utérin abaissé, mais encore soutenu par le pessaire. Quant à la paroi vaginale antérieure, elle est peu prolabée, même le pessaire enlevé : c'est ce qui explique l'absence de troubles vésicaux.

Par le toucher rectal et le vaginal, on perçoit une cloison excessivement mince ; le périnée fait presque défaut.

Opération le 25 mai 1904 (M. Delore). Dédoublement de la cloison (incision de L. Tait, prolongée jusqu'au contact du Douglas).

Surjet hémostatique au catgut sur la gaine rectale. Suture à quatre points séparés, au catgut, des releveurs à une certaine distance de leur bord.

Sutures cutanéo-aponévrotiques au fil métallique, après résection de la portion exubérante de la muqueuse vaginale.

9 juin. — La réunion a été parfaite. Quand on touche, la malade debout, on sent un périnée épais, résistant, se contractant pendant les efforts.

Observation IV

(*Loc. cit.*, mêmes auteurs.)

Déchirure presque complète du périnée. Prolapsus utéro-vaginal peu marqué consécutif. Abcès péri-rectal ouvert spontanément dans le vagin.

Mme L..., vingt-quatre ans, fut accouchée (primipare) au forceps il y a deux mois dans une maternité des hôpitaux ; le périnée fut déchiré presque complètement et suturé immédiatement, Mais l'accouchée présenta des signes d'infection puerpérale, et on enleva les fils au cinquième jour.

Il s'est produit à la suite un peu de prolapsus utérin. Mais la malade entre à la salle Sainte-Anne, surtout pour la déchirure périnéale. Le sphincter anal est totalement sectionné, et cependant il n'existe pas d'incontinence et peu de douleurs. Cette plaie est infectée et la malade perd beaucoup de pus. Au toucher, les lèvres et les parois vaginales sont œdématiées, douloureuses; ces parois sont lâches, déroulées et le col est abaissé. Comme le toucher ramène du pus, on examine au spéculum qui permet de voir sur la paroi droite du vagin, à 3 à 4 centimètres de la vulve, un orifice par lequel sort une gouttelette de pus.

La malade est très faible. Température le soir, 37°9, 38°4. Le teint est pâle, les muqueuses décolorées.

24 juin. — Incision vaginale suivant l'orifice. Le doigt entre dans un abcès situé au-dessus du releveur droit; il contourne le rectum en arrière. Par le toucher rectal, on sent qu'il n'y a pas d'ouverture rectale.

On place des mèches, remplacées le lendemain par un drain.

18 juillet. — La suppuration étant tarie depuis quelques jours, M. Delore procède à la *réfection du périnée*. Le dédoublement de la cloison est particulièrement difficile à droite, en raison de la déchirure ancienne et latérale du vagin, et surtout de la suppuration secondaire. Il est cependant possible de le mener assez loin au-dessus des releveurs dont le droit est atteint de myosite scléro-cicatricielle. Sutures des plans superficiels. Le résultat, le 10 août, est très satisfaisant. Le vagin est bien soutenu, surtout au moment des efforts.

Observation V (inédite).

(Due à la grande amabilité de M. le Dr Thévenot.)

Déchirure du périnée. — Prolapsus léger de la vessie et de l'utérus. — Troubles digestifs réflexes.

Mme B..., trente-quatre ans, a eu deux accouchements datant l'un de neuf, l'autre de trois ans. Au cours du premier accouchement, semble-t-il, déchirure qu'on ne suture pas. Pourtant l'accouchée continua à bien se porter. Ce n'est que depuis son dernier accouchement (six ans après la première déchirure), qu'elle éprouve à la fin de la journée surtout des douleurs lombaires, des pesanteurs, avec envies très fréquentes d'uriner.

Elle souffre aussi de troubles digestifs qui l'ont beaucoup affaiblie.

Entre à l'hôpital (salle Sainte-Anne), le 25 octobre.

Comme lésions, on constate que le périnée est déchiré dans toute sa longueur, jusqu'au niveau du sphincter anal qui est respecté.

Lorsque la malade fait un effort on sent que la vessie et l'utérus s'abaissent et tendent à se prolaber.

Opération (par M. Thévenot), le *28 octobre 1904*. Incision le long de la déchirure, transversalement, jusqu'au Douglas. On sent très facilement le bord interne des releveurs que l'on isole un peu plus pour en faciliter la suture. Au cours des manœuvres de décollement, la paroi rectale s'éraille et, par mesure de prudence, on place en ce point un catgut. Suture des releveurs par trois points au catgut. Suture des téguments et du vagin. La suture des releveurs a créé, en arrière de ceux-ci, au niveau du Douglas, un espace mort que l'on fait disparaître en tamponnant le vagin.

La malade prend ses règles deux jours après l'opération et cela a peut-être contribué à créer dans cet espace mort un hématome du volume d'une grosse noix. On l'évacue en faisant sauter un fil cutané et en plaçant un petit drain qui aboutit en ce point.

Suites opératoires simples.

La malade sort de l'hôpital à la fin de novembre, en parfait état.

Revue au début de janvier, elle est enchantée de son état. La sangle musculaire est reconstituée et, partant, tous les troubles ont disparu.

La miction est redevenue normale. Tout au plus y a-t-il, vers la fin de la journée, des envies d'uriner un peu plus fréquentes. La malade, a d'ailleurs, repris ses occupations. Son état général est excellent.

A propos de son opérée, M. le Dr Thévenot insiste sur deux remarques importantes. C'est d'une part la nécessité qu'il y a de placer un point ou deux de catgut, par mesure de prudence, sur la paroi rectale au niveau des *éraillures* qu'on lui fait au cours du dédoublement. Mais il est par-dessus tout indispensable, pour éviter la production d'un hématome, de prendre dans le fil supérieur de la myorraphie la paroi vaginale et même la paroi rectale : c'est le seul moyen d'effacer l'espace mort qui s'est produit fatalement, au-dessus des releveurs rapprochés, entre le vagin et le rectum, sous le fond du Douglas.

Cette observation et les quatre qui précèdent ont été recueillies dans le service de M. le professeur Poncet.

Observation VI

(Publiée dans les *Annales médico-chirurgicales du Centre* du 27 mars 1904, par M. Coville, d'Orléans.)

Malade âgée de trente-huit ans. Présentait à son entrée un prolapsus vaginal d'étendue moyenne ; c'était surtout la paroi postérieure qui venait bomber à la vulve à chaque effort. Il n'existait aucun degré de prolapsus utérin, et l'on se rendait parfaitement compte, en touchant la femme debout et en la faisant pousser, que l'utérus n'avait aucune tendance à descendre, que seul le vagin et principalement sa paroi postérieure était repoussée en avant et en bas.

L'opération eut lieu le 10 décembre 1903, de la façon suivante : Incision curviligne commençant au voisinage des plis génito-cruraux à 1 centimètre et demi environ au-dessus de la commissure vulvaire et passant exactement en bas par cette commissure. Décollement du vagin comme dans le procédé Hégar. Lorsque le décollement fut assez avancé, le chirurgien (M. Coville) se porta sur les côtés et chercha en opérant des tractions sur l'anus à reconnaître le bord interne des releveurs. Cette recherche fut assez laborieuse, car la traction, même latéralisée, ne produisait pas la corde saillante qu'il s'attendait à rencontrer. Incisant cependant avec précaution au point où lui paraissait être le muscle, M. Coville finit par découvrir des fibres musculaires à direction postérieure qui ne pouvaient être que le muscle cherché. Il était, d'ailleurs, peu épais et semblait peu résistant. Bien isolé à droite et à gauche, il fut traversé avec une aiguille courbe en le prenant le plus loin possible, et ses bords, suturés ainsi, vinrent facilement s'accoler sur la ligne médiane. Cela constituait un raphé de 4 à 5 centimètres de hauteur formant un plan suffisamment résistant.

Le peu d'épaisseur du muscle et la difficulté éprouvée à l'isoler avaient fait renoncer à en accoler les faces, comme le recommande P. Duval. M. Coville craignait de voir le tissu se déchirer et la suture des bords largement chargés lui parut suffisante.

Il restait une étendue de vagin exubérante. M. Coville la réséqua en partie et sutura le reste en transformant la plaie transversale en une plaie longitudinale, mais la partie moyenne, correspondante aux plis génito-cruraux était trop étendue et se désunit secondairement. Les suites furent très simples et, en mars 1904, le périnée très élevé ne subissait aucune impulsion au moment de l'effort.

Or, le 24 décembre dernier, nous recevions, grâce à la bienveillance de M. le Dr Coville, des nouvelles de cette malade : très récemment examinée, elle présente un périnée qui est toujours dans un état parfait. Il a gardé toute sa hauteur. Il n'y a aucune impulsion externe dans l'effort quel qu'il soit.

L'avis de M. Coville « est que la myorraphie des releveurs est à l'heure actuelle la meilleure façon de restaurer le périnée et, d'une manière générale, de lutter contre les ptoses génitales ».

Observation VII (inédite).

(Due à la bienveillance de M. Lenormant, prosecteur à la Faculté de Paris.)

Myorraphie des releveurs.

Femme âgée de cinquante-quatre ans, atteinte d'un prolapsus génital accentué avec allongement hypertrophique du col et cystocèle très marquée.

23 juin 1904. — Opération : amputation du col, colporraphie antérieure par avivement losangique et suture; enfin, périnéorraphie postérieure par dédoublement, incision comme dans le procédé de Doléris, dédoublement du périnée et découverte des releveurs, suture des muscles en passant les fils dans la paroi postérieure du vagin pour le fixer (technique de Duval et Proust), suture superficielle au fil d'argent. Les suites ont été normales.

La malade a quitté l'hôpital en bon état le 23 juillet.

Bien que M. Lenormant ait écrit récemment à cette malade, il a été impossible d'avoir de ses nouvelles.

M. Lenormant qui a le premier appliqué la myorraphie des releveurs au traitement du prolapsus rectal est très satisfait de ses résultats.

Observation VIII

(*B. et mém. Soc. chirurgie de Paris*, 19 novembre 1902.)

Femme âgée de quarante-quatre ans; prolapsus génital.

Opérée le *26 août 1901* par Pierre Delbet, qui pratique la périnéorraphie par interposition. Guérison suivie pendant quinze mois.

Observation IX *(loc. cit.)*.

Femme âgée de soixante-deux ans, prolapsus génital; anciennes déchirures du périnée.

Opérée le *15 avril 1902* par Pierre Delbet, périnéorraphie par interposition; avec suture perdue au fil d'argent pour rendre au périnée très atrophié sa hauteur et sa consistance. Guérison suivie pendant sept mois.

Observation X *(loc. cit.)*.

Femme âgée de soixante-deux ans, prolapsus génital, anciennes déchirures du périnée.

Opérée le *15 mai 1902* par Pierre Delbet; périnéorraphie par interposition, avec suture des plans inférieurs au fil d'argent.

Observation XI *(loc. cit.)*.

Malade âgée de cinquante-deux ans, prolapsus génital.

Opérée le *5 août 1902* par Pierre Delbet; périnéorraphie par interposition, avec suture au catgut. Guérison suivie pendant trois mois.

Observation XII

(Mentionnée dans la *Presse médicale*, du 22 novembre 1902.)

Femme ayant un prolapsus génital.

Opérée le *14 octobre 1902* à l'hôpital Cochin, dans le service de Quénu, pavillon Pasteur, par P. Duval ; suture des releveurs au cours de la périnéorraphie. L'examen de la malade, pratiqué en novembre suivant, dénote un plan périnéal très résistant. Or, M. le professeur agrégé Duval a bien voulu nous donner, il y a quelque temps, des nouvelles de cette malade qu'il avait revue en octobre dernier. Elle est, dit-il alors, en très bon état, sangle solide, haute, pas de procidence vaginale.

Observation XIII *(loc. cit.)*

Malade opérée par Pierre Duval à l'hôpital Laennec, dans le service de Reclus, en novembre 1902. M. le professeur agrégé Duval n'a pu nous renseigner sur l'état actuel de cette malade qui n'a pas répondu à sa convocation.

Il en est de même de trois autres malades opérées ultérieurement par le même chirurgien.

Observation XIV (inédite).

(Due à la bienveillance de M. le professeur agrégé Duval.)

Femme atteinte de prolapsus génital.

Opérée à l'hôpital Necker par M. P. Duval en *novembre 1903,* suture des releveurs.

Examinée un an après, présente une sangle vaginale solide et haute, sans aucune procidence vaginale.

L'avis de M. le professeur agrégé Duval, qui a également pratiqué la « myorraphie » dans un cas de prolapsus rectal, est que « les résultats positifs obtenus, sont très beaux, capables d'imposer la méthode ».

S'il était nécessaire de nous résumer, nous pourrions, semble-t-il, le faire comme il suit. Les notions anatomiques connues sur le plancher pelvien le montrent, au même titre d'ailleurs que toute paroi abdominale, formé de lames musculaires dont l'une prédomine. C'est le diaphragme des releveurs, dont le rôle physiologique n'est plus à démontrer. Organe de soutien élastique et volontairement contractile, il est l'antagoniste direct, indispensable, du diaphragme thoracique et des autres muscles larges abdominaux. S'il faiblit, l'équilibre est rompu, des ptoses se produisent. Mais, bien plus encore que la déchéance physiologique des muscles dans le reste de son étendue, les modifications diverses qui élargissent sa fente médiane favorisent les chutes d'organes et leurs troubles fonctionnels, D'autre part, les interventions dont le but est de rémédier à ces maux se localisent de plus en plus au périnée, et l'historique nous apprend comment, dans le traitement de prolapsus tant rectal que génital, elles évoluent parallèlement vers la périnéorraphie profonde. La myorraphie des releveurs à ciel ouvert est un perfectionnement de celle-ci qui tend à se généraliser.

Si on l'analyse dans ses résultats ultérieurs, on la voit reconstituant la paroi tant physiologiquement qu'anatomiquement : le plancher volontairement contractile est restitué, qui sait à nouveau s'opposer aux efforts des parois supérieures. Des trajets herniaires, la grande fente pubo-coccygienne de Farabeuf est diminuée, tonifiée ; les trajets secondaires, vagin et canal anal, recouvrent leur tonus et leur obliquité. L'opération mérite bien le nom de périnéorraphie qu'on lui refusait naguère : qu'est-elle en somme qu'une périnéorraphie, par l'incision et le dédoublement profond? Au reste, il n'est guère plus compliqué, quand on a franchi les adhérences recto-vaginales inférieures, de pousser le décollement jusqu'au bord interne du releveur. Le premier, le seul véritable obstacle existe aussi bien dans toutes les périnéorraphies par dédoublement : il n'y a pas plus de danger de perforer le rectum dans la recherche du muscle que dans tout décollement méthodique. Mais les sutures diffèrent : c'est une périnéorraphie à deux étages, l'un essentiel musculaire, l'autre accessoire.

Sans doute la méthode n'est pas applicable absolument dans tous les cas : parfois par exemple à la suite d'abcès ou d'infections avoisinantes, les releveurs sont dans un état de rétraction cicatricielle qui s'oppose à toute suture efficace.

Mais, en somme, c'est là l'exception. « On ne peut pas mieux comparer la myorraphie des releveurs dans la réfection périnéale qu'au « Bassini » dans les hernies inguinales de faiblesse. Par ce dernier procédé, on crée méthodiquement une paroi postérieure résistante par des sutures pratiquées sous le contrôle de la vue. Au contraire, dans ces cas, le procédé L. Championnière risque d'être insuffisant, puisqu'on n'assure pas aussi nettement la reconstitution des deux parois du canal inguinal. » (Delore et Jacod, *Lyon Medical*, 11 septembre 1904.)

CONCLUSIONS

I. Le prolapsus génital est la plupart du temps dû à une rupture périnéale ou à une insuffisance du plancher.

Anatomiquement, cette insuffisance se caractérise quelquefois par un large écartement des deux bords internes des releveurs de l'anus.

II. Le traitement principal du prolapsus utérin consiste dans la colpo-périnéorraphie, suivie ou non d'actes complémentaires : colporraphie antérieure, hystéropexie, etc. Parmi les procédés de colpo-périnéorraphie, le procédé à étages — consistant dans : suture profonde des releveurs (myorraphie des releveurs), suture des plans périnéaux superficiels — paraît le meilleur. C'est tout au moins une méthode plus anatomique que la colpo-périnéorraphie en un seul plan.

III. Le rapprochement des releveurs constitue une sangle très appréciable sur laquelle repose désormais l'appareil utéro-vaginal.

Plusieurs observations, dont cinq ont été recueillies dans le service de M. le professeur Poncet, semblent le démontrer.

BIBLIOGRAPHIE

Berger (P.), Traité de chir. Duplay et Reclus, art. Hernies, t. VI, p. 145.

Boissier, Déchirures : traitement par le procédé Pozzi (th. de Paris, 1901).

Bouilly, Rapport sur le traitement des prolapsus génitaux, p. 583 (Congrès de chir. de Paris, 1896).

Buisson, Nouveau procédé de périnéorraphie (th. de Paris, 1900).

Capdevieille, Ruptures complètes. Périnéorraphies. (th. de Paris, 1901).

Commandeur, Les culs-de-sacs vaginaux (th. de Lyon, 1894).

Coville, De la réfection du plancher pelvien chez la femme par la suture des releveurs de l'anus (Ann. médico-chirurg. du centre, 27 mars 1904).

Delanglade, Cystocèle vaginale ; son traitement par la réfection du diaphragme musculaire pelvien (Bull. et Mém. de la Soc. de chir. de Paris, 3 décembre 1902).

Delbet (Pierre), Traité de chir. Duplay et Reclus, art. Prolapsus utérin, t. VIII. p. 245. — Tr. chir. Le Dentu et Delbet, art. Maladie du rectum et de l'anus, t. VIII, 1899. — Bull. et Mém. de la Soc. de chir. de Paris, 19 novembre 1902 : Traitement du prolapsus génital, périnéorraphie par interposition.

Delore et Jacod, De la périnéorraphie à étages (myorraphie des releveurs) (Lyon médical, 11 septembre 1904).

Dieulafé, Le diaphragme pelvien (th. de Toulouse, 1900).

Drappier, Le plancher pelvien (th. de Paris, 1893).

Duval (Pierre) et Proust (R.), Technique de la suture des muscles releveurs au cours de la périnéorraphie (Presse médicale, 22 novembre 1902).

Duval (Pierre) et Lenormant (Ch.), Rectoplicature antérieure et myorraphie des releveurs de l'anus dans le traitement du prolapsus rectal (Revue de chirurgie, 10 mai 1904).

Fabre, Traitement des fistules recto-vaginales (th. de Lyon, 1897).

Farabœuf-Varnier, Introduction à l'art des accouchements.

Folet et Colle, Traitement opératoire des prolapsus génitaux (Congrès de chir. de Paris, 1896).

Fradier, Périnéorrahie tardive (th. de Lyon, 1897).

Gallois, Périnéorraphie. Procédé Fochier (th. de Lyon, 1895).

Goubaroff, Traitement chirurgical des prolapsus de l'utérus (Ann. de gynécologie et d'obst., mai 1896).

Guénard, De la cure des grands prolapsus génitaux par la méth. de Bouilly, etc. (th. de Paris, 1903).

Lamand, Prolapsus génitaux (th. de Lille, 1895).

Legueu (F.), Fistules recto-vaginales supérieures, traitement par la voie périnéale (Bull. et Mém. de la Soc. de chirurgie de Paris, 15 juillet 1903).

Lenormant, Prolapsus du rectum, cause et traitement opératoire (th. de Paris, 1903).

Lévési, Prolapsus du rectum (th. de Lyon, 1904).

Mangin, Prolapsus génitaux, statistique opératoire (Presse médicale, 1896, p. 488).

Gérard-Marchant, Prolapsus du rectum; recto-cocypexie et myorraphie des releveurs de l'anus (Bull. et Mém de la Soc. de chirurgie de Paris, juillet 1902).

— Chirurgie du gros intestin et du rectum, Paris, 1902.

Napalkoff, de Moscou. Comm. au premier Congr. des chirurgiens Russes à Moscou, du 28 au 30 déc. 1900, parue dans « la Chirurgie » (russe), n° 50, implicitement analysée in th. de Lenormant.

De Ott, Contribution aux principes sur le choix d'une méthode de réfection du plancher pelvien (Revue de gynécologie et de chirurgie abdominale, 1897, I, p. 779).

Paulet, Atlas.

Pierrepont, th. de Paris 1904.

Poirier et Charpy, Anatomie humaine, art. Appareil génital de la femme, anatomie descriptive par H. Rieffel, t. V, f. n° 1, p. 307 et suiv., p. 608 et suiv.; art. Anatomie du rectum, par Jonnesco, t. IV, f. n° 1 ; art. Muscles du périnée, par Paul Delbet, t. V, f. n° 1, p. 194.

Pradel, Réfection du périnée et de la paroi postérieure du vagin dans les prolapsus génitaux (th. de Bordeaux 1903).

Ribemont-Dessaigne et Lepage, Précis d'obstétrique, p. 272 et suiv.

Richelot, Colpo-périnéorraphie, prolapsus et déchirure; Bull. et Mém. de la Soc. de chirurgie de Paris, 17 déc. 1902. Chirurgie de l'utérus, Paris, 1902.

Ziegenspeck, Analyse d'une Comm. au Congr. des Naturalistes et Médecins allemands à Munich (Centrablatt für Gynækologie, n° 41, 14 octobre 1899).

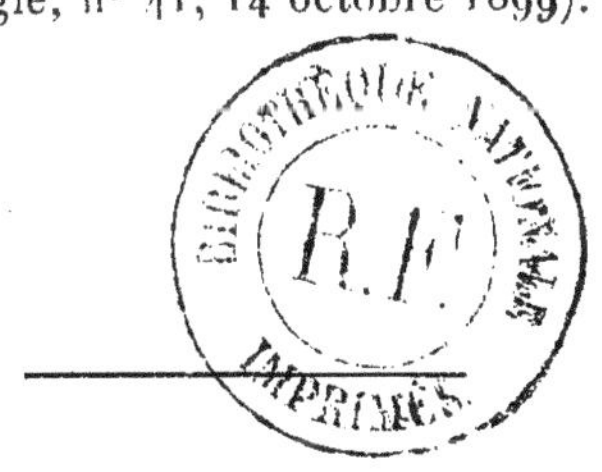

Lyon. — Imp. A. REY et Cie, 4, rue Gentil. — 38239